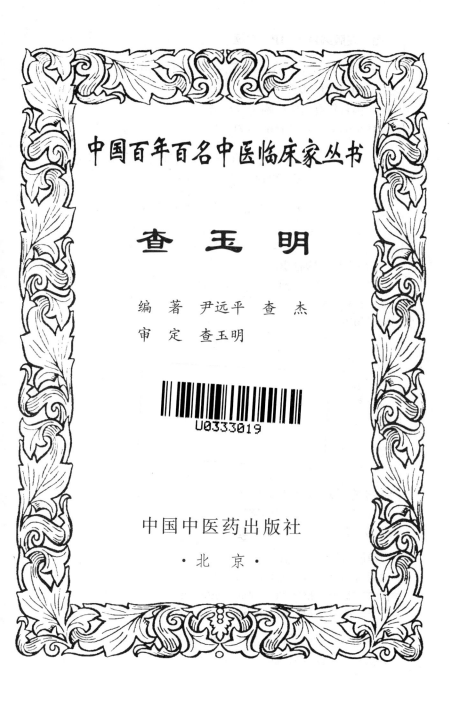

中国百年百名中医临床家丛书

查玉明

编著　尹远平　查　杰

审定　查玉明

U0333019

中国中医药出版社

·北　京·

图书在版编目（CIP）数据

查玉明 / 尹远平，查杰编著 . -- 北京：中国中医药出版社，2003.05（2025.2 重印）

（中国百年百名中医临床家丛书）

ISBN 978 – 7 – 80156 – 450 – 4

Ⅰ.①查…　Ⅱ.①尹…②查…　Ⅲ.①中医学临床－经验－中国－现代　Ⅳ.① R249.7

中国版本图书馆 CIP 数据核字（2003）第 035831 号

中国中医药出版社出版

北京经济技术开发区科创十三街 31 号院二区 8 号楼

邮政编码　100176

传真　010-64405721

廊坊市佳艺印务有限公司印刷

各地新华书店经销

开本 850×1168　1/32　印张 6　字数 136 千字

2003 年 5 月第 1 版　2025 年 2 月第 3 次印刷

书号　ISBN 978 – 7 – 80156 – 450 – 4

定价　25.00 元

网址　www.cptcm.com

服 务 热 线　010-64405510

购 书 热 线　010-89535836

维 权 打 假　010-64405753

微信服务号　zgzyycbs

微商城网址　https://kdt.im/LIdUGr

官 方 微 博　http://e.weibo.com/cptcm

天猫旗舰店网址　https://zgzyycbs.tmall.com

如有印装质量问题请与本社出版部联系（010-64405510）

出版者的话

　　祖国医学源远流长。昔岐黄、神农，医之源始；汉仲景、华佗，医之圣也。在祖国医学发展的长河中，临床名家辈出，促进了祖国医学的迅猛发展。中国中医药出版社为贯彻卫生部和国家中医药管理局关于继承发扬祖国医药学，继承不泥古、发扬不离宗的精神，在完成了《明清名医全书大成》出版的基础上，又策划了《中国百年百名中医临床家丛书》，以期反映近现代即 20 世纪，特别是新中国成立 50 年来中医药发展的历程。我们邀请卫生部张文康部长做本套丛书的主编，卫生部副部长兼国家中医药管理局局长佘靖同志、国家中医药管理局副局长李振吉同志任副主编，他们都欣然同意，并亲自组织几百名中医药专家进行整理。经过几年的艰苦努力，终于在 21 世纪初正式问世。

　　顾名思义，《中国百年百名中医临床家丛书》就是要总结在过去的 100 年历史中，为中医药事业做出过巨大贡献、受到广大群众爱戴的中医临床工作者的丰富经验，把他们的事业发扬光大，让他们优秀的医疗经验代代相传。百年轮回，世纪更替，今天，我们又一次站在世纪之巅，回顾历史，总结经验，为的是更好地发展，更快地创新，使中医药学这座伟大的宝库永远取之不尽、用之不竭，更好地服务于人类，服务于未来。

　　本套丛书第一批计划出版 140 种左右，所选医家均系在中医临床方面取得卓越成就，在全国享有崇高威望且具有较高学术造诣的中医临床大家，包括内、外、妇、儿、骨伤、针灸等各科的代表人物。

本套丛书以每位医家独立成册，每册按医家小传、专病论治、诊余漫话、年谱四部分进行编写。其中，医家小传简要介绍医家的生平及成才之路；专病论治意在以病统论、以论统案、以案统话，即将与某病相关的精彩医论、医案、医话加以系统整理，便于临床学习与借鉴；诊余漫话则系读书体会、札记，也可以是习医心得，等等；年谱部分则反映了名医一生中的重大事件或转折点。

本套丛书有两个特点是值得一提的：其一是文前部分，我们尽最大可能收集了医家的照片，包括一些珍贵的生活照、诊疗照，以及医家手迹、名家题字等，这些材料具有极高的文献价值，是历史的真实反映；其二，本套丛书始终强调，必须把笔墨的重点放在医家最擅长治疗的病种上面，而且要大篇幅详细介绍，把医家在用药、用方上的特点予以详尽淋漓地展示，务求写出临床真正有效的内容，也就是说，不是医家擅长的病种大可不写，而且要写出"干货"来，不要让人感觉什么都能治，什么都治不好。

有了以上两大特点，我们相信，《中国百年百名中医临床家丛书》会受到广大中医工作者的青睐，更会对中医事业的发展起到巨大的推动作用。同时，通过对百余位中医临床医家经验的总结，也使近百年中医药学的发展历程清晰地展现在人们面前，因此，本套丛书不仅具有较高的临床参考价值和学术价值，同时还具有前所未有的文献价值，这也是我们组织编写这套丛书的初衷所在。

中国中医药出版社

2000 年 10 月 28 日

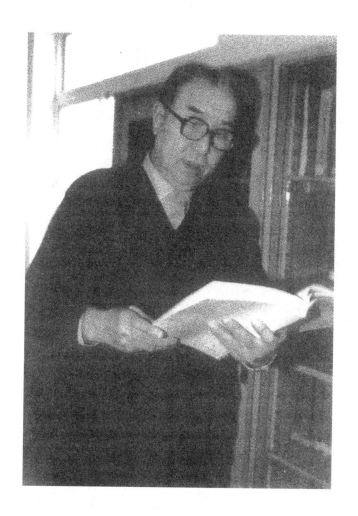

查老近照

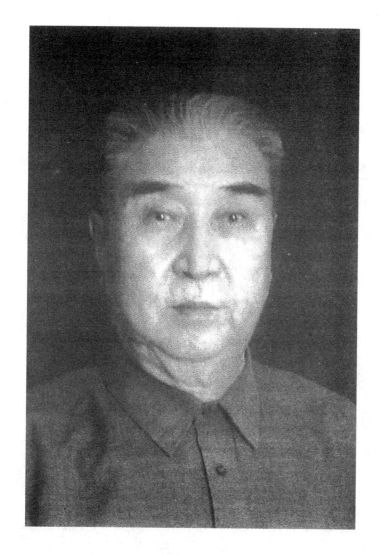

查玉明

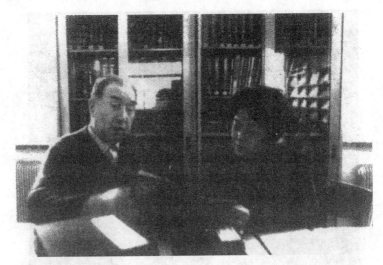

查老正在与弟子尹远平探讨学术问题

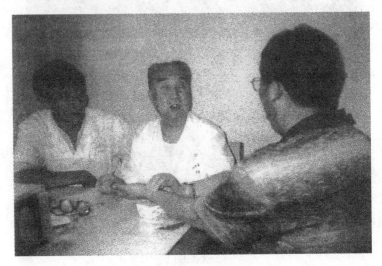

查老带查杰诊病照

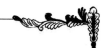

目 录

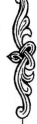

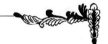

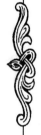

医家小传

　　查玉明（1918年2月—）　男，回族，辽宁省新民市人，中共党员。现为辽宁省中医研究院主任医师，是国家中医药管理局科技教育司确定的全国500位名老中医之一，享受国务院颁发的政府特殊津贴。

　　幼承家传，受祖父业医的影响，立志为医。16岁（1934年）师从盛京中医世家老中医杨耀泰先生门下，发奋学医，寒窗八载，遍读经典，博览群书，穷究其理，亲受言传身教，对杨氏内妇儿科疾病审证论治、施方用药经验，尽得精传，领悟极深。1941年考入奉天汉医学讲习会第一期学习班，并以优秀的成绩结业。1942年考取汉医行医资格，发给"认许证"，准予开业，行医于沈阳，久负盛望。

　　查老平生以求学研读为乐，为夯实基础，建国后曾先后两次深造。1951年于沈阳市中医进修学校以优异成绩第一期毕业，1956年于辽宁省中医进修学校师资班毕业。通过两次系统学习，使其早年所学中医药理论得到进一步升华，

对现代医学也有了更加深刻的了解。

查老常言祖国医学博大精深,《黄帝内经》乃中医理论体系之核心,系临床各科之理论基础;《伤寒论》《金匮要略》则为《内经》理论的发展,临床证治之规范,多示人以法,使之有章可循。此三部经典可谓医书之圣,乃学医必读,务须精读深透,悟其精髓,方能触类旁通,辨证有法,临床有据。

查老常谓为医者,师古不泥,应深悟其道,兼收并蓄,贵在博采,高在创新,勤求古训,不得偏执。金元医家,各有千秋,东垣以脾胃立论,谓脾胃为元气之源,精气升降之枢,提倡"内伤脾胃百病由生"之学术论点,虽重视脾胃,偏于补阳,然并未疏于养阴,其方多升提温燥,久服恐劫肾伤阴也。丹溪主相火病机立论,认为多相火妄动,提出"阳常有余,阴常不足"之学术论点,故重视肝肾,偏于补阴,但亦未忽视益阳,方多苦咸寒、滋腻之品,常服宜慎,恐伤胃阳也。东垣强调后天,丹溪注重先天,一补其阳,一养其阴,为后世医家临证论治开辟两门大法,医者当吸取两家之长,去芜存菁。

清代王清任所著《医林改错》,独辟蹊径,发展中医气血理论,创立"活血化瘀"学说,补前人之未备,为后学之启迪。"血府逐瘀汤""膈下逐瘀汤""少腹逐瘀汤"三个逐瘀汤,条分缕析,论证清晰,功能明确,乃其临证智慧之结晶,极受后世赞赏。"补阳还五汤"更具有实用价值,古方今用,丰富了中医学异病同治之理论。治新感伏邪,取法"叶""吴",贵在缓图,意在存正。

查老学术思想一贯主张融百家之长,不拘成见,不仅精通中医,而且对西医亦无门户之见,认为这两种医学都是面

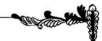

对病人，当互为借鉴，扬长避短。主张病、症结合，提倡现代科学检测方法为我所用。本着宗古方宜活而不离其轨、师古人之意而不泥古人之方的原则。临床诊治刻意求精，每遇奇症，勿为西医病名所惑，宜扬中医之长，对复杂疑难重症，力求实效，析病论治，多据经旨，往往经方、时方并用，多起沉疴。

查老思维开拓，主张知识更新，精钻业术，以重视实践、求真务实为行医宗旨，恪守医道，反对炫耀空谈，勿妄自菲薄言他人之非，名利淡如水，事业重如山，富贵贫贱一视同仁，心怀坦诚，以行无愧事、作本色人为行医标准。

查老从事中医临床基础理论研究及中医人才培养工作近60个春秋，积累了丰富的经验，精于内科，尤对治疗糖尿病、结缔组织疾病及肝肾疾病颇有建树，发表学术论文40余篇。

查老临证创见卓识，具有独创性学术见解。对"三消辨证"方法不甚明确，提出质疑。如本病之始，"三多"症状往往同时并见，但又难以截然分开，临床很少见单纯饥饿而不渴，或单纯口渴而尿正常者，因此"三消辨证"界限难分，若久病不愈，气血两耗，正气已衰，不但"三多"症状不明显，反见一派虚衰证候，本证不见"三多"症状，何谈"三消辨证"？亦有病例为隐性发病，病之始，阴痒反复发作，尿道灼热，口干不欲饮，形盛体胖，本无"三消"症状可察，一派湿证表现，去妇科就医，经查血糖增高，方知患了糖尿病，这类病例亦不少见。本病后期，气血衰惫，精气被夺，最终导致多种并发症，不见"三多"症状，何谈三消？因此，"三消辨证"之法，尚感笼统，不能适应本病辨证论治的全貌。因此查老打破成规，创立消渴辨证新体系，

归纳五个证候群，四个兼证，据证施方，得心应手，自成一家。

查老论治冠心病亦标新立异。该病多因年龄、饮食、精神、内伤、体质多种因素而引发，虽然病变在心，亦与其他四脏功能相关，对发病机理总结为根源在肾、代谢在脾、变动在肝、其气在肺、归宿在心（病变在血脉），以五脏一体的理论指导临床论治。

查老积数十年临床经验，创立多首行之有效的验方。如治疗神经官能症、不寐证之明志汤；慢性心衰之温肾救心汤；神经系统病之息风汤；前列腺肥大、尿闭之升举宣导通闭汤等，临床应用，屡用屡效。

查老博学多闻，济世爱民，对中医学研究做出了突出贡献，得到政府与社会各界的广泛赞誉，被载入沈阳市志第十七卷人物；被国家人事部、卫生部、国家中医药管理局确定为全国首批及第二批老中医药专家学术经验继承工作指导老师，颁发荣誉证书；被载入《中国当代中西医名医大辞典》，荣获中国名人辞典编辑部颁发证书；1996年被收入《世界传统医学大系》，荣获当代世界传统医学杰出人物证书；曾受聘辽宁省中医高级职称评审委员会委员，辽宁省新药评审委员会第一、第二届委员，《辽宁中医杂志》编委会委员，辽宁中医学院内经专业研究生毕业论文答辩委员会成员；曾参加东北三省编写国家《药典》及全国《妇科辞典》审稿定稿工作；曾任沈阳市中医药技术鉴定委员会主任委员，沈阳市卫生局医学科学技术委员会第一、第二届顾问，中华药学会辽宁分会顾问，沈阳市中医专家临床研究会副会长，辽宁省及沈阳市中医学会理事、常务理事等职。

查老之所以成名，源于袭世业，继师承，学贯中西，基

础坚实，功底深厚，医术精湛，学验俱丰，造诣精深，故能声噪医林，享誉辽沈，不愧为当代著名医家。今年逾八旬，耳目聪明、精力充沛、勤奋不倦，虽白发盈头，未曾释卷，为振兴中医事业，仍在医疗第一线为人民解决疾苦，乐而不知老，忘却耄耋年，把余热奉献于中医事业。

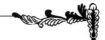

专病论治

论糖尿病证治

消渴新辨异治，重视湿热瘀血

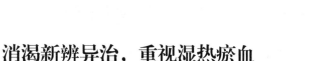

病案一： 左某，男，46岁，工人。既往史：高血压、胆囊炎。现病史：于1975年发觉口渴、尿多、体重逐渐下降，当时未介意，以后症状逐渐加重，口渴明显，尿量增多。1976年经医院检查，血糖15.68mmol/L、尿糖（＋＋＋＋），诊为糖尿病。1977年在职工医院入院治疗，经服D860、降糖灵1个多月，血糖不降，口渴甚，每日饮水

4～5暖瓶，尿量多，每夜约排5～8次，消瘦，日甚一日，腰膝酸软，四肢无力，随邀中医会诊。

1976年5月6日初诊，症见形瘦体高、舌绛红燥、少津无苔、脉沉细而数、尿频量多、色混如脂、泡沫多、口渴引饮、食欲尚能控制、体重65kg（入院时75kg），血糖12.32mmol/L，腰膝酸乏无力，大便干燥。此人素有高血压，肝肾阴虚可知，肾阴亏损相火妄动，摄纳无权，则尿多如膏脂，腰膝酸软；阴虚火旺，灼肺耗阴而多饮；肺津不能敷布则舌燥少津；燥热内燔，肺失治节，尿液直趋而下，故尿多频；气营耗伤则消瘦；烁阴肠枯则便燥。诊为：消渴症（下消）。治宜养阴固肾，益肺气，生津液。用地黄汤和生脉散加减。处方：山药25g、生地35g、丹皮15g、茯苓15g、石斛20g、玉竹25g、沙参25g、麦冬50g、五味子10g、葛根20g、天花粉25g、菟丝子20g。

方义：生地黄滋阴补肾，以生精血；丹皮泄伏火；山楂清肺之虚热，补脾固肾；石斛养胃生津，滋阴除热；沙参补五脏之阴；麦冬清心火而润燥；五味子收敛耗散之气；菟丝子补肝肾以固精；葛根、花粉止渴生津，一补一清一敛，达到润肺泄热、止渴生津之效。

6月6日二诊，服药20剂，口渴好转，每天约饮2暖瓶，尿量减少，每夜2～3次，血糖下降到9.8mmol/L，尿糖（++），舌苔略复转润。唯有手足心热，此属真阴未复，仍宗前方加枸杞25g。

7月5日三诊，服药20剂，复查血糖6.6mmol/L，恢复正常，尿糖偶见（+），饮水大减，津液回升，舌略润，苔薄隐现，脉沉细而缓。右脉较左侧有力，体力增加，脉证明显改善，但睡眠欠佳。此乃肾阴恢复，相火平息，阴阳协调，

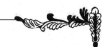

摄纳有权，尿液复常。阴复则火降，火降则燥去而润，口渴消减。肺津敷布则津回口润。脉右盛左弱，乃肺肾之阴不足，导致手足心热，睡眠不实。仍宗前方去葛根加黄柏15g、黄连10g。

7月16日四诊，服药12剂，诸症平复。餐后血糖正常，尿糖微量，体重恢复至72.5kg，体力增加，舌红润苔薄，脉象和缓，饮食能控制。为巩固疗效，补耗损之营阴，继服滋阴补肾之剂，以益肺气，拟用大补阴丸、生脉散加减。处方：熟地25g、黄柏25g、知母15g、何首乌20g、玉竹20g、党参25g、麦冬25g、五味子10g、天花粉20g、山药25g、菟丝子20g。

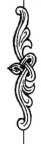

方义：大补阴丸养阴降火，以疗阴亏火旺，填精固本，加菟丝子、山药、首乌补肝肾固精气，以复腰膝酸软；生脉散补肺气润肺阴，神疲气少可复，多汗口渴可除。住院4个月，运用中药施治，症状基本复常，血糖、尿糖检查正常，于1976年9月30日治愈出院。经追访体力增强，食欲正常，每天纳主食1斤2两，每月复查血糖基本稳定，已上班工作，未再复发。

病案二：何某，女，45岁，工人。现病史：1975年春开始能食不饱，饥饿感，逐渐口渴，连续能饮6大杯水，口干不解，尿量增多，大便干结，腹胀，面部虚浮，身体消瘦，疲乏无力。经医院检查：血糖11.26mmol/L，尿糖（＋＋）～（＋＋＋＋）。诊断：糖尿病。遂来中医治疗。1976年5月5日初诊。症见：面色晦黄不泽，面部虚浮，口干唇焦，舌红少津，脉弦滑而数，腹部胀大、按之软、无包块，消谷易饥，口渴引饮，尿频量多，手足心热，鼻齿时衄，大便秘结，血糖11.26mmol/L，尿糖（＋＋＋）。证析：始于阴虚燥热，阳

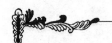

明热炽，多食善饥，口渴不解；胃腑燥热，津液涸损则大便干结；胃肾之阴被烁，津液不能输布上承则口燥舌红少津；升降失调则腹胀；肾虚开阖不利则尿频而量多；病久损营耗气，故日渐消瘦而乏力；心烦衄血乃阴虚内热之象。诊为糖尿病（中消）。治法：清胃泄热，养阴生津。以白虎汤合增液汤加减。处方：生石膏50g、知母20g、甘草10g、黑元参25g、生地35g、麦冬50g、玉竹25g、枸杞20g、丹皮15g、山药25g、葛根20g、天花粉25g。

方义：热烁胃中，阳明火炽，消谷善饥，非白虎汤不能除，白虎能清解阳明表里之实热，使大饥大渴可除；热伤津液，劫阴损营，故配增液汤，以甘寒养液滋阴、清燥生津；加玉竹善清脾胃，以助养阴润燥之力；枸杞滋养肝肾；丹皮凉血兼清伏热而止血；葛根、山药、天花粉生津止渴，益肺胃之阴。全方清燥热、增津液，使善饥口渴多溲诸症自除。

5月26日二诊。照方服药14剂，症状缓解，口渴减轻，腹胀面浮消退，饥饿能控制，血糖较前有下降，血糖7.73mmol/L，尿糖（＋），但舌干质红，鼻衄时发，手足发麻，脉沉弦而缓，大便秘。此乃阴虚火旺，迫血上溢，津液耗伤则便秘。仍宗前方加地骨皮25g。

6月24日三诊。服药20剂，血糖明显下降到6.05mmol/L，尿糖（－），症状基本消失。食欲尚能控制，饮水及尿量如常，衄血止，舌润津回，但腰膝酸软乏力，虚热自汗。此属损营竭液之后，症状虽然缓解，但阴虚津亏未复，正气已衰，导致腰膝酸软乏力，气虚自汗。法当养胃肾之阴，益肺气，复化源。采取生脉散合益胃汤加减。处方：党参25g、麦冬25g、五味子10g、玉竹25g、生地25g、石斛20g、地骨皮25g、山萸肉15g、山药25g、天花粉25g、菟

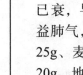

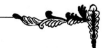

丝子20g。

7月16日三诊。服药10剂，诸症已消失，曾多次复查尿糖无改变，血糖每月复查1次，连续3次均正常，体力恢复，二便正常，治愈上班，经2年追访，始未复发。

按语：本病始于"阴虚"引起的"燥热"。阴虚重点在肝肾；燥热表现在肺胃。阴虚则火旺，火旺则阴愈虚。热之极由于阴之虚，而阴之虚由于热之甚，二者相互因果，符合"阳常有余，阴常不足"之论。阳明为燥土之腑，易于邪从燥化，燥化灼阴耗营，火热炽盛则消谷善饥而多饮。少阴为水火之脏、阴阳之宅，易于从寒从热，邪从热化，烁阴损液，阴亏则火动，肾关开阖失利则多溲，临床尤以中、下消为常见。治疗糖尿病有效方剂甚多，通过医疗实践认为：生脉散、白虎加人参汤、增液汤、益胃汤、地黄汤等具有养阴润燥、益营扶正之功效，可为治疗糖尿病的代表方。根据不同的证候，采取两方相宜的配合，如上消以生脉散合白虎汤为基本方，意在润肺清胃，使胃火不致伤肺；中消以白虎汤合增液汤为基本方，意在清胃滋肾，使相火不致伤胃；下消以地黄汤合生脉散为基本方，意在滋肾补肺，滋上源以生水。总之，消渴病的治疗重在养阴润燥生津。根据不同证候可随症增减：渴甚加葛根、天花粉；腰膝酸软加首乌、枸杞、山茱萸；消瘦加菟丝子、苍术、鸡内金；潮热出血加丹皮、地骨皮；呕逆加芦根、佩兰；肢麻加鸡血藤；有瘀血征象加红花；目昏加决明子、蝉蜕；大便秘重用麦冬、火麻仁；大便稀溏加苍术、黄连、山药。

糖尿病是多种因素引发的一种常见内分泌代谢性疾病。

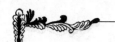

中医学早在《内经》就有消渴病的记载。除消渴外，还有消瘅、消中、肾消、脾瘅等，这些病名根据临床证候而命名，中医学多以"消渴""三消"论之。

古以三消辨证沿用已久，然查老通过长期医疗实践，从客观实际出发，感到三消辨证不甚明确，如本病之始，"三多"症状往往同时并见，但三消症状又不能截然分开。临床很少见纯饥饿而不渴，或单纯口渴而尿正常者。因此，"三消"辨证界限难分，是其一；若病久不愈、气血两耗、正气已衰，不但三消症状不明显，反见形寒，动则虚汗，甚则浮肿，气弱少神，一派虚衰证候。本证不见"三多"症状，又无"三消"症状可辨，何谈"三消"辨证？是其二；亦有病例隐性发病，本无"三消"症状可察，但病之始见阴痒反复发作、尿道灼热、口干不欲饮、形体略胖等湿证表现，去妇科就医，经检查血糖增高，方知为糖尿病，此种病例亦不少见，所以"三消"辨证不尽其全，是其三；本病后期，气血衰惫，精气被夺，阴阳俱损，最终导致多种并发症，不见"三多"症状，何谈"三消"辨证，是其四。因此，"三消"辨证方法尚感笼统，不能适应糖尿病辨证的全貌，认识来源于实践，消渴病在发展过程中，不同阶段表现不同的证候，其变化规律是由实转虚到衰的演变，据此，查老打破陈规，独出心裁，创立消渴辨证新突破，将糖尿病总结归纳为五个证候群、四个兼证进行论治，得心应手，疗效甚佳。

1. 燥热证（实证）

除血糖增高外，表现为"三多"症状明显。由于阴阳燥化，燥热内燔，伤阴损液，津营枯涸，胃燥火炽则消谷；肺燥灼津则消渴；肾燥阴损，开阖失度则多溲。治则："热者

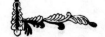

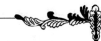

寒之"，采取辛寒清热、甘寒生津的白虎汤，意在祛亢盛之火，使津液自生。根据"瘅热焦渴"，瘅为热邪，"壮火食气"，热淫于内，真阴内乏，热伤元气，非白虎莫属，务加人参（西洋参为佳），以固正阳、益气阴，白虎祛邪阳，邪重非其力不举，火去则津回，消渴自止。白虎汤方内粳米调护胃气，不致因其寒而伤胃。查老常以山药代替粳米（仿张寿甫法），山药取其既能补气又能养阴之功；配以苦寒胜热、甘苦化阴以救肾水的大补阴丸，取其泄热养阴、滋阴降火、保存津液也。朱丹溪立方原意为倡导阳常有余、阴常不足而制定，两方合用，一祛其火，一填其水，泄火养阴并举。佐甘寒养液之麦门冬，味苦咸寒启发肾水之玄参；配加滋养胃肾之阴、生津止渴的玉竹、天花粉，对"三多"症状明显者收效甚捷。

2. 湿郁证

表现为两证。①湿热证（实证）：除血糖增高外，表现为形盛体胖，阴痒反复发作，小便灼热，口干不欲饮，或肢节酸痛，大便溏薄（高脂血症）。此由太阴湿化，湿郁久则为热，热蒸更为湿，湿热互结，湿热下注则阴痒，湿留关节则酸痛。治则采取清热化湿养阴之甘露饮加减，意在折热而祛湿，养阴以清热。方内黄芪、茵陈之苦寒，清肺火导湿热下行；二冬、二地之甘，养阴以清热（降糖作用）；石斛、甘草之甘淡，养胃生津、滋阴除热；佐栀子、胆草通清三焦之火，除下焦湿热，伍黄连、天花粉意在清热解毒，控制感染，使湿热浊脂得除，多奏功效。②湿寒证（虚证）：除血糖增高外，表现为形盛气虚、中满腹胀、食少纳减、大便稀溏、倦怠乏力、气弱神疲、形寒怕冷、舌淡少津。此由脾肾气虚，升降失调，湿从内生，易于寒化，脾不散精，精微

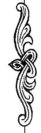

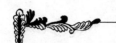

不布，肾不固摄，精脂（糖）下注，随小溲排出而多尿。治则：湿得温则化，得阳则宣，当补其气，除其湿，调其气，行其滞，取平淡中和温养之剂，采取参苓白术散加减，四君甘温益气扶正，山药益脾阴、固肾精、气阴兼顾；莲肉健脾益气生津；砂仁、陈皮调气行滞；佐黄芪补中益气、升阳止渴；佩兰化湿和胃、宣化湿浊；鸡内金消食助化源，使气复津回，收效甚佳。

3. 气阴两虚证（虚证）

除血糖增高外，"三多"症状不明显，出现消瘦乏力、动则虚汗、下肢酸软、咽干、气弱少神、尿频。由于久病致虚，热伤气阴，由实转虚，正不胜邪。治则："虚者补之"，采用酸甘化阴之生脉散，益气养阴以敛汗；配合增强五脏机能之四君子汤，取其扶正，益气血生化之源；佐以益气力、补不足之黄芪、菟丝子；配以甘寒补水滋阴的枸杞、生地（降糖），补肝肾以复真阴亏损，全方起到扶正起衰之效。

4. 瘀阻脉络证（虚中夹实）

除血糖增高外，兼有血液流变学异常者，表现为肢麻酸重，或肢端色变溃破，舌质绛，舌下脉络色青紫或瘀斑、瘀点等血瘀征象（多并发心、脑血管病及神经炎）。多由久病入络，病久致瘀，气虚血滞，气滞则血瘀，血行不畅，脉络失养则肢端麻痛。即《素问·痹论》"痛久入深，营卫之行涩"之理。治则：从血瘀论治，瘀者消之。在消渴辨证的同时，务佐以活血化瘀药结合运用，由于并发部位不同，选方因证而异，其见证有三：①心胸痹痛（心血管病）：采用血府逐瘀汤加减，促进血液畅通，使瘀滞不积，佐以丹参，功同四物，通利血脉，善破宿血，专生新血，伍以葛根鼓舞胃气、解渴生津（降糖作用），改善微循环，增加血流量。②中

风征兆（脑血管病）：采用补阳还五汤，佐天花粉、全蝎息风解痉，配加丹参、葛根降低血黏度，使气行血活，血脉通达，脉络得养。全方增强恢复肌肉神经机能，临床验证疗效尤著。③肢端麻痛（末梢神经炎）：采用桃红四物汤化瘀活血、逐瘀行滞、益气通脉、促进血运，使经络畅通；佐桂枝、细辛温经止痛；伍西洋参、天花粉补气益血、生津润燥；配加鸡血藤、钩藤舒筋活络（扩张末梢血管），加全蝎、怀牛膝解痉止痛，引药下行，麻痛可除，有较好的效果。

5. 阴阳虚衰证（虚损）

除血糖增高外，面足浮肿，形寒肢凉，腰膝酸软（肾炎），"精脱者耳聋"，"气脱者目不明"（白内障，视网膜病变），面色晦滞，舌质绛，舌下络脉色紫，可见多种并发症，如酮中毒。多由本病后期失于调治，病变深化，由实转虚到衰，气血衰败，精气被夺，形成虚损重证。治则：从肝肾论治，损者益之，采取温养苦泄、益阳和阴之二仙汤以助阳生阴：知柏滋阴，当归养血，巴戟天温补肝肾，使肝肾得养，阳虚自复；合六味地黄汤滋补肝肾，使真阴亏损得以改善；佐黄芪补气，以益诸虚不足；怀牛膝强腰膝，益下元，使精充而骨髓健；红花化瘀和血，畅通经络。全方可补阳益阴，寓有阳能生阴之意。

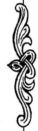

查老经过多年医疗实践，潜心研究，不断总结，将消渴之病变机理归纳如下：肝肾阴虚是其本（各种因素化火伤阴，肝肾同病）；肺胃燥热是其标（初期多见肺胃证候）；湿热湿寒是其化（太阴湿化、郁久化热，脾阳虚衰、湿寒内生）；气阴两虚是其常（由实转虚演变规律）；瘀浊阻络是其变（久病入络致瘀深化发展）；火湿浊瘀是其因（燥热化火、湿郁化浊、久病致瘀）；阴阳衰竭是其果（后期精气被

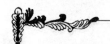

夺、多种并发症）。此论点确属经验之谈。

查老论治消渴，刻意求新，据证施方，规范用药，独具特色，自成一体。据不同证候，采取不同的方剂。实者泄之，宗黄连解毒汤、抽薪饮；热者清之，宗白虎汤、甘露饮；虚者补之，宗四君子汤、生脉散；损者益之，宗大补阴丸、六味地黄丸；劳者温之，宗二仙汤、肾气丸；瘀者消之，宗血府逐瘀汤、补阳还五汤；燥者润之，宗麦门冬汤、玉泉丸；湿者燥之，宗加减白术散。常两方联合运用，屡见成效。随症加减：大便燥结加当归、火麻仁养血润燥；肢端麻痛（神经炎）加红花、细辛温经止痛；尿道灼热阴痒（尿路感染）加胆草、黄连利湿清热；大便稀溏加山药、莲肉助脾益气；腹胀加金铃子、大腹皮降气行滞；疖肿疮疡加黄连、公英清热解毒；口渴甚加葛根、生石膏鼓舞胃气、生津止渴；皮肤燥痒加夜交藤、蝉蜕润燥止痒；目昏不明加决明子、沙苑子养阴明目；消瘦加菟丝子补不足，肥健肌肉；胃浊呕逆、酮症加芦根、佩兰降逆止呕、宣化湿浊；浊脂内蕴（高脂血症）加山楂、槐花化积散瘀、清营泄热。

糖尿病发病因素较为复杂，具有发病率高、起病缓慢、病程较长且易反复、并发症多、治疗难的特点。由于病因复杂、病有新久，故见证有虚实，证情各异，一病多证，兼证有别。因此，某一方法、某一方剂、某一味药都不能包揽通治本病的始终。俗话说："一把钥匙开一把锁。"不应拘于基本方，或一方医百病，务须审证求因，据证施方，方能收效。

在消渴病变中，始终存在血瘀表现，如阴虚内热，耗伤营血，血行涩滞；气虚鼓动无力，血行不畅；湿浊内阻，血液黏稠；阳虚寒凝，病久入络，以及失治、误治、病程延长

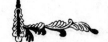

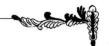

皆能致瘀，血瘀是引起各种并发症的主要因素。

消渴勿忘化湿

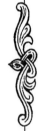

病案一：冯某，男，50岁，工人。现病史：近2年体重日减、乏力少神、"三多"症状不明显，空腹血糖持续在10.8～14.0mmol/L之间，尿糖（+++）~（++++）。1991年4月6日初诊，形体丰满、下肢疲软无力、活动虚汗出、睡眠欠佳、食欲不振、纳谷不香、口干不渴、面色萎黄、舌苔薄、脉虚缓无力。查血糖12.2mmol/L，尿糖（+++）。证系消渴病久，精气耗损，气血乏源，食少不纳，正气虚衰，神疲乏力，形寒气弱，大便稀溏。诊为：消渴病（气阴两虚）。治宜补脾益气复化源，兼以养阴法。因正气受损，故宗四君子汤合生脉散加减。处方：太子参20g、白术25g、茯苓15g、甘草10g、黄芪50g、山药25g、白芍15g、乌梅25g、玉竹15g、鸡内金25g、五味子10g、菟丝子15g。水煎口服，日2次。5月7日复诊，停用其他降糖药，按此方共进20剂，诸症改善，食欲思进，体力渐复，大便成形，复查血糖10.1mmol/L。仍守前方加佩兰10g，继服20剂。诸症悉平，体力增加，虚汗止，睡眠好，症状基本改善。复查空腹血糖6mmol/L，病情稳定，恢复正常工作。

病案二：赵某，女，49岁，会计。现病史：患糖尿病2年，经服消渴丸、优降糖，症状一时缓解，但不巩固，血糖反复上升。平素多食、胸闷腹胀、口干不欲饮、尿道不适、阴部瘙痒，反复发作。1991 年 8 月 5 日初诊，检查空腹血糖 12.4mmol/L，尿糖（＋＋＋＋），形体肥胖、舌体大、苔白腻、脉沉滑。此乃饮食伤脾、精微不化、升降失调、痰湿内蕴所致，诊为消渴病（寒湿证）。治当健脾化湿为主，宗参苓白术散化裁增减。处方：党参 25g、茯苓 15g、甘草 10g、山药 50g、莲肉 25g、砂仁 10g、陈皮 15g、苍术 15g、佩兰 15g、黄连 7.5g、黄芪 50g、公英 15g。方义：四君益气扶正；山药、莲肉助脾化湿；砂仁、陈皮温中行滞祛痰，湿祛则痰消；佐以苍术燥湿；配佩兰化湿和胃、宣化湿浊；加黄连、公英燥湿解毒，控制感染；黄芪补虚之力强，气足则脾健，精微得化，寒湿得除。5 日复诊，停服其他降糖药，经服 18 剂，腹胀好转、大便调、阴痒改善、体力渐复。复查血糖 8.8mmol/L，尿糖（＋＋），较前有所恢复。仍守前方加玉竹、乌梅养胃肾之阴、生津和胃。11 月 6 日三诊，症状好转，仍以上方继服 20 剂，复查血糖 6.1mmol/L，尿糖（±），诸症改善，经历时 3 个月治疗，血糖基本控制。每年复查血糖，基本稳定，恢复正常工作。

病案三：朱某，女，52 岁，营业员。现病史：3 个月前突然眩晕跌仆入院。经检查血脂增高，空腹血糖 14.0mmol/L，餐后血糖 16.6mmol/L，尿糖（＋＋＋＋），诊为糖尿病 2 型。1992 年 3 月 6 日初诊，形体丰满，口干思饮，倦怠神疲，气弱乏力，尿道灼热，阴部瘙痒，大便粘滞，排泻不畅，虚汗出，下肢麻痛，趾端为甚，伴关节痛，舌苔薄腻、脉象弦滑。空腹血糖 12.5mmol/L，尿糖（＋＋＋＋）。证析：湿热内伏，积久化热、伤阴。湿热下注则阴痒尿痛；痰浊内蕴、血液黏滞阻络则肢麻，血瘀则痛，痰瘀交阻为病。诊为消渴病（湿热证），治则为养阴化湿，佐以益气通络。甘露饮合四君子汤加减。处方：生地25g、茵陈15g、石斛20g、麦冬20g、甘草10g、黄连10g、党参15g、白术15g、天花粉25g、鸡血藤25g、细辛5g，水煎，1日2次口服。停服其他降糖药。4月7日复诊，上方继服20剂，症状明显好转，阴复渴止，热清湿去，阴痒消失，大便通利，体力恢复。浊去瘀行、脉络得养，麻痛改善。复查血糖较前下降（9.9mmol/L）。5月12日三诊，连续服用20剂，诸症改善，但气虚体乏、出虚汗，此乃湿热久恋致虚，正气未复，仍宗前方加黄芪50g、五味子10g，使脾气上升以散精，促进机体的恢复，继服20剂，再查血糖6.4mmol/L，诸症平复，血糖基本控制。

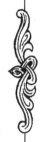

按语：以上三例，据证施方，以脾论治，兼顾他证，收效甚佳。

随症加减：兼血瘀者加川芎、赤芍活血化瘀；四肢麻痛者加鸡血藤、细辛以温经通络；疖肿疮疡加公英、天花粉以消毒散结；大便燥结者，重加麦冬50g、倍加当归50g以养阴润肠通便；大便稀溏加莲肉、山药助脾益气；外阴瘙痒加公英、黄柏清热燥湿；口渴明显加葛根、天花粉、生石膏辛甘生津止渴；目昏不明加决明子、沙苑子养肝明目；消瘦加菟丝子补不足、肥健肌肉；尿多而频加覆盆子、益智仁益肾固精；胃浊呕逆加芦根、佩兰清热化浊、降逆止呕；高脂血症加山楂化积散瘀。以上三法仅在脾虚湿滞证中运用。

《素问·奇病论》载："肥者令人内热，甘者令人中满，故其气上溢，转为消渴。"明确指出：嗜食肥甘美味，营养摄取过剩，伤脾化湿，脾热则口甜，脾伤则湿郁（湿从内

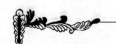

生），积湿蕴热，湿热互结，是形成痰浊诱发消渴的原因之一（多见血脂增高者）。或饮食不节，损伤脾阳，中州失运，升降失调，聚湿生痰，湿郁内伏，脾恶湿，易从寒化，形成湿寒证，诱发消渴亦不少见。湿郁导致消渴，临床不可忽视。

精是气之本，气乃精之所化，精气来源于脾，若脾气虚，精微不化，气血乏源，阳气衰微，统摄无力，肾不固摄，精脂下泄，随小溲排出（糖）而多尿，湿郁为病，从脾论治，尤为重要。

近年来以中医理论对糖尿病证、型的研究，取得很大进展。证候是分型的基础；证型是论治的依据。消渴在发展过程中，不同的阶段表现不同的证候。目前辨证繁多、分型众广，各有千秋，多数学者倡导从脾、从肝、从血瘀论治的新观点，发展了"三消"论治的方法，为治疗提供切实可行的依据。但在医疗实践中，查老深感某一证型、某一立法都不能反映本病的全貌。

查老在消渴论治中不断探索新思路，主张不限于上、中、下之分，不能拘于"三多一少"。在不排除阴虚、燥热、气阴两虚、阴阳虚衰证候的基础上，认为消渴与湿郁、痰浊有密切关系，并与脾虚有内在联系。

湿郁痰浊之因，多由饮食不节、过食肥甘、醇酒厚味、恣食辛热、营养过剩，生湿生痰、化热化浊而致。《素问·痹论》云："饮食自倍，肠胃乃伤。"说明饮食致病由脾胃先受之。脾伤则气虚，运化失调而聚湿生痰，蕴久形成湿热。《素问·经脉别论》指出："食气入胃，浊气归心。"凡饮食物稠厚者，谓之浊气。痰湿系阳虚而生，浊脂由痰所化。所谓痰湿、痰浊与现代医学高血脂极为近似。这种脂类代谢功

能主要由脾的运化来完成。如果脾气虚无力运化则脂类代谢障碍，故有"脾为生痰之源"一说。痰浊具有黏稠涩滞沉着的特点，随着气之升降，循行于血脉中，周流不息，一旦血行不畅，气虚则血滞，痰浊与瘀血常互胶结为病。

在《素问·奇病论》记载："肥者令人内热，甘者令人中满，故其气上溢，转为消渴。"明确指出嗜食肥甘美味，形成痰湿、湿郁是诱发消渴因素之一。《素问·通评虚实论》记载："消瘅……偏枯……肥贵人，则膏粱之疾也。"进一步阐明肥甘厚味伤脾助湿生痰而致体胖、脂膏内积的肥贵人易发消渴或偏瘫之疾。论述精确，符合临床实际的"膏粱之变，足生大丁"之语，提示肥腻食物积热耗血致瘀。实践证明消渴病变中并发疖肿，恒常有之。气虚形成体胖，肥人多湿多痰、久卧伤气、久坐伤肉之论，指出安逸少动导致气虚，如老年型糖尿病多见湿郁证（湿热、寒湿）。亦有病情隐匿、始无消渴症状，一经体检方能发现血糖增高者。亦有病例"三多"症状不显，始于阴部发痒，多见于形体丰腴女性，妇科检查血糖增高，此种病例屡见不鲜，易被临床所忽视，误治失治者兼有之。总之，消渴变证多端，万变不离其宗，不越虚实二证而已。湿郁诱发消渴，论治勿循常法，强调立足于证，取法施方，从脾论治，善以平淡中和之剂，取事半功倍之效。宗法有三：

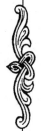

1. 补脾益气、佐以养阴

精为气之本，气乃精之所化，精气来源于脾，脾气虚精微不化，气血乏源，阳气衰微，除血糖增高外，表现为形体肥胖、疲倦少力、动辄虚汗、食少纳减、大便稀溏、口干不欲饮、舌淡少津、脉象虚缓或沉细无力。此乃脾肺两虚证。据"形不足者温之以气"，方用四君子汤为基础，甘温益气

扶正；配黄芪、山药助脾益气，以复脾虚肺损，伍以鸡内金健胃消食助化源，使气复津回；佐乌梅、白芍酸甘以养阴生津，既能助脾益气以行津液，又能升阳生津，使气足脾运，散精于肺，以内养脏腑、外濡形体，生化之源不竭，改善消渴，其效甚佳。

2. 健脾化湿

脾阳虚，痰湿由内而生，太阴湿化诱发消渴，多见于中老年形盛气虚者。除血糖增高外，表现为形体多胖、胸满腹胀、大便溏薄、口干不欲饮、阴痒时发、下肢酸重、怕冷、舌胖苔灰白、脉沉缓。证系中州失运，升降失调，寒湿内阻。当以参苓白术散化裁论治。

3. 益气化湿、佐以养阴

脾胃受湿，郁热在里，湿挟热而化浊，致血液黏稠，湿瘀互结，除血糖增高外，表现为血瘀证候、眼底改变、形体丰腴、尿道灼热、淋证时发、阴痒明显、大便黏滞不畅、烦热虚汗、舌色绛暗、口黏不润、舌苔薄黄、脉多弦滑。此证系湿邪内伏、郁久化热，常与气阴两虚相并见，治当采取四君子汤合甘露饮化裁。方义：四君补脾助运、益气生津，二地、二冬、石斛之甘，清胃肾之虚热，清而兼补；茵陈、黄芩折热而祛湿；加天花粉以助清热养阴止渴之效；佐黄连苦能燥湿，湿热祛则阴痒止、淋证除。

皮肌炎立法五则

病案一：李某，男，21岁，部队战士。1978年7月患带状疱疹，反复感染，低热持续3个月不解，全身无力、下

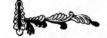

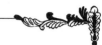

肢痿软，于 10 月初入院。检查：尿肌酸 38.13mmol/24h、尿肌酐 22.1μmol/24h，尿蛋白（+），红、白血球 1~3 个/高倍视野。病理结果：确诊皮肌炎。入院后症状逐增，肌肉无力，卧则不能翻身自起，呈瘫痪状态。口不能开，吞咽困难，口含胶管吸饮水浆。曾用地塞米松、环磷酰胺等治疗，不见好转，邀中医会诊。1978 年 12 月初诊，神情苦闷，面色紫红不泽，面部散在米粒大小丘疹，面皮粗糙，两臂不举，手指弯曲不能伸，指端皮损溃破，肢凉不温，全身肌肉瘫软但无疼痛，舌绛苔薄，脉沉缓而细。病析：病始于带状疱疹，复感毒邪而诱发，反复感染，阴血耗伤，长期低热，真气大伤，邪气留恋不去，病变逐渐加深，气血愈损，内不能灌溉脏腑，外不能充养形体，则两臂不举，指不能伸。营虚不仁，卫虚不用，故见全身肌瘫，口不能开，此属四肢不收、身无疼痛之风痹证。治宜调和营卫，通达阳气，选用黄芪五物汤加减。处方：黄芪 50g、茯苓 25g、甘草 10g、桂枝 7.5g、白芍 15g、鸡血藤 25g、红花 15g、当归 15g、川芎 15g、豨莶草 15g、防风 10g、生姜 12 片、大枣 7 枚，水煎日 2 次服。方义：黄芪五物鼓舞阳气，畅通经络；归芎补血和血；红花、鸡血藤活血通络，充润形体；豨莶草、防风祛风除湿，以复麻痹，奏气足血畅、兴用起衰之效。1979 年 2 月复诊，服药 22 剂，阳气渐复，气血复生，脏腑得以滋养，形体得以濡润，痹通邪微，故能翻身坐起，尚能下床活动，但步履维艰，蹲起困难，两臂略举，口能开，咽下顺利。诸症显著改善，尿检未见异常。仍守前方加何首乌 15g、怀牛膝 25g 以补肝肾、强筋骨。3 月 10 日三诊，上方连服 18 剂，诸症好转。检查：尿肌酸 13.88mmol/24h，明显恢复，但面皮脱屑、毛发稀疏、眉毛脱落、指关节压痛、筋脉拘紧、下

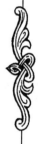

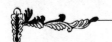

肢踝部浮肿、脉缓兼涩。前用益气通阳，诸症缓解，但病久正虚，邪从湿化，羁留关节则痛，湿郁则肿，气血俱虚，肌肤失濡则皮燥脱屑，风胜则痒。治宜和血养营、散风燥湿，取四物、消风散化裁。处方：当归15g、川芎15g、赤芍15g、生地25g、僵蚕10g、蝉蜕25g、黄柏10g、苍术15g、蒺藜15g、首乌15g、白鲜皮25g、连翘25g、甘草10g，继服24剂。5月10日四诊复查，病人已出院，前来就诊，步履如常，关节肿痛消失，手指屈伸自如，皮痒消退。查尿肌酐8.24mmol/24h，仅面部尚存米粒大小散在丘疹，指端可见坏死后瘢痕，颈部皮色见黑。由于病发经久，精营耗损，气血两虚，肌肤失养，血燥风搏，故续发丘疹缠绵不愈。以上方加防风10g养血润燥、清营散风，继服20剂，皮肤黑斑消退，指端破损恢复，四肢活动正常，病变基本控制，病情稳定。于1980年初复员，停药观察。经3年的函访，诸证平复，已上班工作，未见复发。

病案二：佟某，女，49岁，物质局干部。既往史：1975年5月患肺内感染，又兼药物过敏，反复发作2次入院。现病史：间断发热已半年，皮肤逐渐起米粒大小丘疹，面部及手足浮肿，肿消则皮痒，皮肤呈黑褐色，眉发脱落，形体消瘦，活动困难约1年，坐卧需家人护理，头俯不能抬，吞咽困难，全身肌肉酸痛。考虑为肾上腺皮质功能低下，入院待查。经腓肠肌病理活检，确诊为皮肌炎。经治不效而出院。1979年10月初诊，症见皮色黑褐，鼻部及两颊有散在色素黑斑，眼周发青，眼胞浮肿，上下唇肌肉萎缩，皱褶深纹显见，眉发稀疏，手指肿胀，皮色变青，四肢厥凉，形体消瘦，神疲乏力，气少懒言。肝功明显改变，浓碘（＋）、麝浊11单位、锌浊18单位。病析：病始

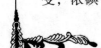

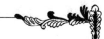

于温邪外受，内损营阴，又逢药物过敏，气血两损，营卫失和，血不华色则皮黑，筋肌失养则形体消瘦、丘疹屡发；病深经久，精气被夺则全身瘫软不起，头不能抬，咽下困难。日久阳气渐衰，无以温煦皮毛，则眉发枯槁，不荣脱落。阴胜则寒，故畏寒肢凉；阳微血涩则指、趾肿胀色青，此属皮痹、肌痹。治宜扶正益气，通阳为先。选用黄芪五物汤加减。处方：黄芪50g、桂枝7.5g、白芍7.5g、当归15g、红花10g、鸡血藤25g、白鲜皮25g、僵蚕15g、细辛5g、苍术15g、山药25g、大枣7枚、生姜15g、炙甘草10g。方义：黄芪五物扶正起衰，宣达正气；当归养血润肌；红花、鸡血藤通络行滞以开痹塞；白鲜皮、僵蚕祛风止痒；细辛温经止痛；苍术、山药助脾运化，复气血生化之源。12月2日复诊，服药连续30剂，体力渐增，口唇肌萎渐复，面色好转，指肿消退，肢凉改善，诸症明显恢复。但尚感指端麻木、乏力、食少、便溏、易感风寒。此系正气未复，寒邪留恋，脾气不升，不能为胃行其津液也。治当益气温阳为主，采用四君子汤、二物汤化裁。处方：党参25g、茯苓25g、白术15g、甘草10g、仙茅7.5g、仙灵脾15g、升麻7.5g、柴胡10g、黄芪50g、防风10g、苍术15g、砂仁7.5g。12月22日三诊，服药12剂，食欲增进，大便调，诸症改善，但四肢不温、指趾虚肿、腰膝酸痛，此系阳衰不达、阴寒血涩，治当温阳祛寒、益血复脉，宗当归四逆、乌头汤化裁。处方：当归15g、桂枝7.5g、细辛5g、通草5g、白芍15g、川乌5g、麻黄7.5g、黄芪50g、甘草10g、红花15g、鸡血藤25g、大枣7枚，9剂药尽，阳气复、寒邪去，手足转温，腰脊痛除。但久病精营耗损，气血虚涩，血虚风搏，故面部色斑显露，皮燥发痒，

眉疏发落。治当养血润燥、清营散风。取荆防四物、消风散化裁。处方：当归15g、川芎10g、生地15g、赤芍15g、荆芥10g、防风10g、僵蚕10g、蝉蜕30g、蒺藜15g、连翘25g、苍术15g、细辛5g、甘草10g。1980年1月20日四诊复查，上方连服18剂，面部瘀斑消退，面色转润，眉发复生，体力渐复，食欲如常，肝功复查未见异常，病变基本控制。追访3年，病情稳定，适当操劳家务，未见复发。

病案三：刘某，女，4岁半，西安市人。1991年10月10日初诊，病史：2年前始十指端红斑、破损，未曾介意，相继面部散在出现紫红色斑，眼睑及鼻两侧皮疹脱屑，背部及膝关节皮肤粗糙发痒。经西安医科大学附院入院检查：血肌酐95.47μmol/L、血肌酸166.25μmol/L、尿肌酸88.99mmmol/24h、免疫球蛋白低值、磷酸肌酸激酶3247U/L，确诊为皮肌炎。经多方治疗，病情未得到控制，病变逐增，下肢瘫软，不能蹲起，活动困难，背部皮肤粗糙，皮硬发痒，两膝关节酸痛，面部布满暗红色斑，舌苔剥落。慕名专程来沈求治。详问病史，患儿家长代述：1989年7月间，气候炎热，房间窗户未关，整个房间象蒸笼一样。中午孩子午睡，起来后耳朵发红，随之面部出现红斑一片，瘙痒甚，孩子使劲抓，烦躁不宁，当时洗浴后前往医院检查治疗，相继出现以上症状，经治不愈。

综上所述分析：内因之虚，邪毒贼风客于肌肤。风善行数变，故发病急、变化快。风胜则痒，燥胜则干（皮肤变硬），又兼湿邪夹入（洗澡），暑热无不兼湿，风湿相搏。风伤于前而湿伤于后，湿郁化热。伤湿则下先受之，故小筋弛张，痿软无力，下肢瘫软；日久营卫气

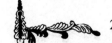

血耗损，故肌皮失养，指端破损起刺；湿邪羁留关节，故两膝酸痛，翻身不能自主，痛苦呻吟，蹲起不能。诊为皮痹、肌痹（皮肌炎）。病属顽症痼疾，病久根深，不能短期奏效，必须缓图以收功。待气血充盈、经络畅通、皮肌得养，方可促进病证改善，否则欲速则不达。治当祛风湿、调气血为主。取荆防四物汤加味。处方：防风10g、荆芥10g、当归10g、川芎10g、赤芍10g、生地15g、蝉蜕25g、天麻10g、白鲜皮15g、连翘15g、银花25g、红花10g。水煎日服2次。历时4个月，服药共40剂。1992年2月8日家属来信，摘要："孩子病情确实好多了，症状均有减轻，皮损均有恢复，肢端酸痛改善。但颈后及前额均有小面积破损，指端通红，两下肢抬不到位，走路艰难、摇晃"。证析：此乃脏腑气血不充、营卫失调、皮肌失濡、筋脉不柔。仍宗前方加补益肝肾、强筋骨之怀牛膝15g、何首乌15g、穿山龙15g，继服30剂。9月27日家属来信说："七月去西安医大附院检查，手握力明显增强，肌肉弹力较前恢复，近两个月很少听孩子说关节痛，腿较前有劲，上下楼完全能独立自理，但动作缓慢，下蹲好转，能自己去厕所小便。但近来腹部散在红斑，时隐时现。"病析：此系气血精营虚损，有待恢复，邪盛正微，营血被炼，故血瘀发斑，仍按前方加丹皮10g、白芍10g继。11月11日家属来信说："服药20剂，下肢痿软改善，走路不稳好多了，活动量也增加，肌力增强，腿形较前有明显好转。仅背部有几处红斑，孩子经常挠，皮肤甚痒"。证析：病久迁延，营血被耗，阴虚血热，导致红斑。血燥风热则痒，血瘀则发斑，余邪不解。治宜清热养阴、和血润燥兼化瘀解毒。

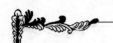

处方：银花 5g、连翘 15g、当归 10g、川芎 7.5g、赤芍 10g、生地 5g、防风 10g、荆芥 10g、玄参 15g、丹皮 10g、蝉蜕 25g、鳖甲 10g、黄柏 7.5g、牛蒡子 7.5g。

方义：四物汤养血和营；银翘清热解毒；荆防、蝉蜕、牛蒡子散风止痒；玄参、丹皮、鳖甲、黄柏养阴消斑，以防复发。

上述治疗随症调方略有增减，历时 2 年间断性服药，治疗结果如下：

1993 年 4 月 17 日来信："孩子面部基本没有红斑了，皮损明显复原，肩、膝皮损有所改善，玩的时间长，走 200 米也不觉累，走路很少跌倒。各项检查基本恢复正常。"

1993 年 11 月 26 日来信："孩子九月开始上学，学会转呼拉圈，能跳绳，上下楼活动如常，可以短时间下蹲，总之越来越好。"

1994 年 1 月 13 日来信："前段时间带她到医院全面复查，各项指标均正常，总之是最近情况一直很好。"

1997 年 4 月 24 日来信："孩子情况很好，前年能弹电子琴，去年过了游泳初级班，一次能游 25 米，今年准备参加游泳中级班，一切都很好，学习也不错，连续两年数学竞赛第二名。"

2000 年春节前夕，1 月 25 日来信摘要："转眼我已 13 岁了，今年我以优异成绩考入初中，在第一个学期里，体育考试有史以来第一个优。光说不行，眼见为实，我给爷爷寄去近照，是在西安市中心钟楼前拍的。体弱多病的我如今已健康，想起小时候蹲不下，脸上有红斑……，现在幸福来之不易，就像爸爸、妈妈常说的：'查爷爷是你救命恩人'。"

由于外地西安患者相距数千里，疑难重症来诊不便。孩

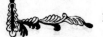

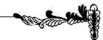

子有病父母焦虑不安，为求医心切，带女孩仅来诊一次，以后全靠书信来往。患儿父母均系大学文化，在西安市地质研究所工作。观察孩子病情变化很细心，反应病情真实可靠，书信来往，随证调方用药恰中病机，患儿自4岁半患皮肌炎，重症身瘫，经治病情逐渐好转。由下肢瘫软不用、沉疴不起，到气血恢复、病邪消遁、起居动作自如，以致全愈。由瘫——站起——上学——跳绳——游泳、学习活动如常。从医疗实践证明，对顽症痼疾皮肌炎，勿为西医诊断所惑，发挥中医特长，运用中药辨证施治，可转危为安，收全功，获奇效。

　　病案四：冯某，女，23岁，辽阳化纤厂工人。病史：1988年入院检查，抗核抗体（＋）、ENA抗体（＋）、RMP抗体（＋）、血沉80mm/h，找到红斑狼疮细胞。病理结果：弥漫性、系统性硬皮症；系统性红斑狼疮。当时两手肿胀、皮色青紫发凉（雷诺症）、关节痛、形寒肢冷。给予激素治疗，每日4片。病情略微好转，但停药后症状明显加重，动作困难，遂来中医治疗。1991年4月6日初诊，症见：表情淡漠，舌质淡白，舌下脉络色紫，舌体活动不灵，躯干皮肤粗糙，背部及前胸肌肉硬韧，四肢不温、屈伸不利，指端皮肤破损，关节痛，形寒怕冷，大便不实，腹胀，脉沉缓而细弱。病析：始于寒邪外受，留恋日久，气血愈损，内不能灌溉脏腑、外不能充养形体，湿留关节，致肢端肿痛，营卫失和则皮色变青；邪留不去，脾肺两损，肺损皮毛失濡则皮肤甲错；卫气不行，失其温煦则毛发不荣、形寒怕冷；脾损健运失司、升降失调则食少腹胀、大便稀溏；生化乏源导致气衰血少，四肢百骸无以为养，故肌肉萎缩、肌肉

发硬、动作困难。诊为：肌痹；重症虚损（皮肌炎、硬皮症、红斑狼疮）。治则：益气血、复化源、调和营卫为主。采用四君子汤、四物汤、小柴胡汤化裁。处方：党参15g、白术25g、茯苓15g、甘草10g、当归15g、川芎10g、熟地20g、赤芍15g、柴胡15g、半夏15g、黄芪50g、细辛5g、蝉蜕25g、红花15g、生姜12片、大枣9枚。水煎，日2次服。方义：四君补其气；四物补其血；小柴胡调和营卫，增强免疫功能，使气复血充，营卫调和，内养脏腑，外濡形体；蝉蜕散风止痒；红花通络活血；细辛温经止痛；配黄芪以助益气扶正之功，促进机体功能的恢复。6月18日复诊，服药28剂，经历2个多月的治疗，复查：全身皮肤粗糙略为改善，肌皮逐渐柔软，肢端破损恢复，四肢转温，大便好转；但手腕皮肤硬韧，全身关节酸痛，两膝关节肿痛，肌肤发紧，形寒怕冷。证系寒湿久羁、卫阳不足、阴胜血涩、经络不畅。湿留关节则痛，肌肤失濡则发紧、肢麻。治当驱逐寒邪而使阳气复，温通经脉使气血畅，诸症才能得以缓解。取当归四逆汤加减以养血通脉。处方：当归15g、桂枝10g、赤芍15g、细辛5g、木通10g、红花15g、穿山龙40g、黄芪50g、甘草10g、怀牛膝25g、天麻10g。9月22日三诊，间断性服药继进30剂，诸症明显改善，关节痛大减，手腕皮硬改善，形寒肢凉好转，肌皮触摸略柔软，肌紧消失。理化检查：抗核抗体转阴，血沉25mm/h，2次检查未找到狼疮细胞。但全身疲倦乏力，时有腹胀，大便不实，下肢痿软。病变基本控制，为巩固疗效，法当益气血、复化源。以冀气足则脾健，脾健则血充、营卫调和，脏腑得以滋养，使脾虚肺损得

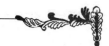

以改善。气充血足、正复邪去则气血宣畅，可促进皮肌病变的恢复。取六君子汤、当归补血汤、黄芪桂枝五物汤加减化裁。处方：人参 10g、白术 25g、茯苓 15g、甘草 10g、陈皮 15g、半夏 15g、黄芪 50g、当归 15g、桂枝 7.5g、白芍 15g、生姜 15 片、大枣 9 枚、砂仁 7.5g、首乌 15g、怀牛膝 25g。方义：四君补阳益气；二陈理气燥湿；配砂仁调理脾胃、益化源，便稀腹胀可除；当归、黄芪补血养阴；桂枝、白芍、生姜、大枣敛阴和营，调和营卫；首乌、怀牛膝补益肝肾，强壮筋骨。11 月 14 日四诊，以上方共进 22 剂，随症略有增减。食欲增加、大便调整、腹胀消除、体力恢复，诸症明显改善。复查肝功、血沉、血常规、尿常规各项指标均正常。皮肌、硬皮病变基本控制。随访 3 年，病情稳定，活动如常，未再复发。

按语：皮肌炎是一种自身免疫性结缔组织病。其主要特征为皮肌病变及肢体瘫软，间有手足厥凉，皮肤受损部显见淡红色水肿性红斑，皮色加深，上有灰白色糠状鳞屑。晚期皮肤变硬、肌肉受累，引起自发痛和压痛、肌无力。继则累及心肌及肝、脾而导致肝脾肿大，属中医学"皮痹""肌痹""虚损"之列。

本病多由先天禀赋不足，正气亏虚，卫外不固，以致毒邪内侵，伤及肺脾，是其成因。阳气不足，邪毒外中，皮肤、肌肉、经络之气血痹阻不行，营卫失和，肌肤失养，以致皮肤变硬，肌肉萎缩，肌瘫不用，是其病机。

本病多发于青壮年，尤以女性为多见，临床症状极为复杂，确属难治之顽症。皮肌炎多见皮肤损害，全身瘫软不用，为本病的主要特征。属中医"风痱""皮痹""肌痹"之

列。邪客分肉，四肢不收，身无疼痛为风痹；邪入肌表，卫气不行，皮寒顽麻为皮痹；肌瘫不仁为肌痹。《素问·痹论》曰："夫痹之为病……在于筋则屈不伸，在于肉则不仁，在于皮则寒"，营气虚则不仁，卫气虚则不用，是本病的病理变化。若痹之日久，阴阳气血津液耗伤，内而脏腑亏虚，外而形体消损、正虚邪实，导致虚损、虚劳重症，是本病的发展规律。查老依据多年医疗实践，病证结合，审证求因，选方用药多起沉疴，总结立法五则，指导辨证治疗皮肌炎，收效显著。

1. 温阳益气、扶正起衰

适用于阳气虚衰证。临床表现：眉发不荣、枯槁脱落，形寒肢软，全身肌肉瘫软无力，前额晦暗，皮色发亮，舌多淡润，脉多沉缓而细。"两虚相得，乃客其形"是致病因素。阳气式微，表卫不固，寒邪内痹，外伤形体，是其病机。治则："虚者补之"，调和营卫，使阳气通达，因其衰而彰之。采取黄芪桂枝五物汤，加当归补血；鸡血藤、怀牛膝养血通络、强健肌肉；配细辛冀阳气通达，皮肌转润，毛发复生，瘫软可复。

2. 驱逐寒邪、温通经络

适用于寒凝血脉证。临床表现：四肢厥凉，皮色变青，指趾肿胀，肢端麻木（雷诺症），甚则指端溃破，或吞咽困难，脉多沉细。外中寒邪、痹阻血脉是其病因。阴胜则寒、阳微不达、寒则血涩是其病机。采取"寒者温之"法，宗当归四逆汤，养血通脉，散血中之寒，调和营卫，复阳生阴。常与乌头汤联合应用，加川乌 5g、麻黄 7.5g、黄芪 50g，加强驱逐寒邪、温散止痛之力；加红花 15g、穿山龙 50g，使阳气复、寒邪去、畏寒肢凉得以改善。

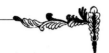

3. 益气血、复化源

适用于正虚邪恋之虚损证。临床表现：肌肉萎缩，动作不利，指端皮肌受损，气短少神，或兼有低热，脉细弱无力。此由痹病日久致营气精血津液耗伤，是其病因。内而五脏亏虚，外而形体消损，是其病机。治则：补益之法。采用四君子汤补其气，四物汤养其血；小柴胡汤调和营卫，常以三方联合运用，使气复血充，促进机体功能的恢复，增强免疫功能。正胜邪微，气血宣畅，内灌脏腑，外濡肌肤，达到正复邪去的目的。

4. 养血润燥、化瘀通络

适用于肌肤枯燥证。临床表现：面部黑褐斑显露，前额部色黑发亮，皮肤粗糙，甚则皲裂，筋急爪枯。由于病久日深，气血两耗，血虚生风，风胜则燥是其因。内不能濡养灌溉脏腑，外不能充润形体，气血愈损，邪气留恋不去，血燥风搏，皮燥脱屑，是其病机。治则："燥者润之"法，采取荆防四物汤加何首乌、连翘、蝉蜕、红花，可活血养血祛瘀，宣散邪滞，通经活络，使毛发复生，褐斑消退，筋脉得养，皮肌柔润。

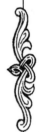

5. 清热化湿、消肿解毒

适用于湿热互结证。临床表现：头重昏沉，项强少神，肌肤肿胀，下肢为甚；或筋脉拘急；或肢节烦痛；或低热不解，舌苔厚腻，脉多弦滑或兼数。由于居处相湿，肌肉濡渍，痹而不去，得之湿地；或嗜饮水浆，湿浊留于中，是其病因。"阳气者，柔以养筋"，由于阳气伤而不能营养于筋，致肢体拘急挛缩或痿软无力，伤于湿下先受之，湿胜则肿，热胜则痛，是其病机。治则：除湿消肿、退热止痛。上下分消其湿，取效甚捷。采取当归拈痛汤加金银花、连翘、细辛。辨证准确，用之屡效。

五脏一体——论治冠心病

病案一：单某，女，50岁，市石棉厂职工。既往史：1972年确诊动脉硬化、高血压、冠心病，曾2次入院治疗。经常心胸闷痛，时发剧痛，服硝酸甘油片则缓解。近1个月心悸气短、胸闷憋气加重，心前区疼痛，发作较频，痛时冷汗，不敢活动，每次发作持续1～2分钟，牵掣肩臂酸麻感，经服乳酸心可定不见好转而来诊。心电图提示：窦性心动过缓（52次/分）、冠脉供血不足（ST段下移），眼底检查：双侧视网膜中心静脉扩张，中心动脉狭窄，反光有交叉压迫现象。胆固醇7.28mmol/L，诊断：冠心病、心绞痛、心律失常。

1976年3月26日初诊，症见：形体肥胖，面色晦滞，精神不振，痛苦面容，气短，时发叹息，舌淡胖润、苔薄白边有齿痕，脉象弦细而涩兼结代，自觉心胸闷痛、堵塞感，心痛日发2～3次，隐约作痛断续不已，肩膀酸重麻木，体倦头昏，食少腹胀，形寒怕冷，心悸失眠，血压130/88mmHg证析：体肥多湿，脾虚多痰，痰湿上泛，心阳被遏，气机阻滞，阴邪留恋则胸闷憋气、善叹息。气血不畅，络脉阻滞，不通则痛，故心痛时发，隐痛绵绵；脾虚升降失调，清阳不升则头胀神疲；浊阴不降则腹胀体倦；阴邪内盛，气血涩滞，经脉失养则肩膀酸重麻木。总之，年过五旬，阳气渐衰，则阴邪乘之。诊断：胸痹（心阳痹阻）。治当温心阳、化痰湿。取瓜蒌薤白桂枝汤加减。处方：瓜蒌40g、薤白20g、桂枝10g、橘红25g、茯苓25g、半夏15g、甘草10g、细辛5g、远志

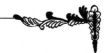

15g、菖蒲 15g、枳壳 15g、生姜 10g。

4月15日二诊，服药12剂，胸闷窒塞明显减轻，心胸剧痛缓解，偶尔发作隐痛，食欲渐复，腹胀好转，睡眠转佳，脉结代消失。但体倦肢麻，活动气短，脉象弦细而缓，照原方加五味子 10g 补益心肺。5月18日三诊，按上方略为增减，共进20剂，心胸闷痛消失，精神振作，呼吸觉畅，症状悉平。心电图检查；窦性心律（65次/分），正常心电图，胆固醇 3.38mmol/L，诸症平复，恢复工作。随访2年一直坚持工作，心绞痛始未发作。

病案二：刘某，女，64岁，退休工人。现病史：高血压10余年，1年来心悸、气短、胸闷，突于3月初左胸刺痛，呼吸困难，疼痛稍缓，少时又发，痛彻心背，头出冷汗，遂到医院急诊。心电图提示：窦性心律、ST段下移、冠脉供血不足；眼底检查：动脉硬化改变。诊为冠心病、心绞痛。治疗后症状缓解，近2周来胸闷气塞，左前胸阵发性疼痛，频繁发作，痛如针刺，掣引肩臂，痛出冷汗，用硝酸甘油片方能缓解。因绞痛频发而来诊。

1977年4月6日初诊。症见：精神不振，表情痛苦，声低气弱，时善叹息，舌绛暗、边有瘀斑隐现，脉弦而细涩；胸闷如室，心痛频作，每日4～5次，痛引肩背，头出冷汗，左臂酸麻，心悸易惊，夜寐不安。证析：素有阴虚阳亢，阴营被烁，心脉失养，心悸不安；气机不畅则胸闷如室，时作叹息；气滞日久，血行不畅，瘀阻心络，心气不通则导致剧痛，且沿手少阴经循行部位到肩臂沿内侧至肘，直至小指之端有酸麻感。诊为：真心痛（血瘀痹阻）、心绞痛。治法宜行气化瘀通络为主，采用血府逐瘀汤加减。处方：当归15g、川芎 15g、赤芍 15g、桃仁 15g、红花 15g、柴胡 15g、

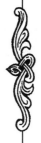

枳壳15g、怀牛膝25g、桔梗15g、丹参25g、莪术15g、桂枝15g。方义：四物养血，桃红化瘀，枳柴理气，牛膝、桔梗一升一降，使气血和畅，桂枝温阳，丹参、莪术以助化瘀止痛之力。

4月27日二诊，服药14剂，胸闷气窒减轻，心痛次数大减，每日偶发1～2次，隐约作痛，气息渐复，睡眠改善，脉象弦缓有力，涩象不显。仍守前方略有增减，共进12剂。复查：精神尚佳，胸闷心痛消失，诸症悉平。心电图ST段恢复正常，投以心安Ⅱ号丸剂，每日2次，以改善心脏功能，巩固疗效。经随访心绞痛一直未有发作，体力恢复，尚能操作家务劳动。

病案三：马某，男，53岁，沈河区小西商店工作。现病史：1年来胸部不适，心慌气短，过劳则加重，心前区时有针刺感，头昏肢麻，腰膝无力，手足心热，心烦不寐，服安眠药亦不能入睡，血压200/100mmHg。X光胸透示主动脉迂曲延长，胆固醇6.11mmol/L，心电图提示：不完全右束支传导阻滞，诊为冠心病、动脉硬化、高血压，经治不见好转，遂来门诊中医治疗。1976年10月13日初诊，症见：形体消瘦，面色晦滞不泽，两目少神，舌绛而干少苔，脉沉弦而细，两尺脉弱无力，胸闷憋气，偶有心区隐痛，心悸气短，活动后加重，夜寐不宁，头昏头胀，腰膝酸软，肢体麻木，手足心热。证系肝肾阴虚，阳不潜藏，肝阳上扰则头昏头胀；日久阴营耗损，肝阳化风，筋脉失养，故肢体麻颤；迁延不愈，心营耗损则心悸不寐，甚则心络失养，心胸隐痛绵绵不已。诊为胸痹（阴虚阳亢证）。治宜养阴、潜阳、息风。采用天麻钩藤饮加减。处方：天麻10g、钩藤35g、蒺藜15g、蝉蜕25g、生牡蛎25g、决明子25g、夜交藤25g、

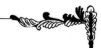

益母草 25g、川芎 15g、菊花 25g、全虫 7.5g、地龙 15g、怀牛膝 25g。

10 月 30 日复诊，服药 12 剂，症状好转，头昏胀减轻，肢体麻颤改善，睡眠转佳，胸闷隐痛明显好转。但活动过劳仍有心悸气短，微有汗出，血压 146/94mmHg。仍宗前方加五味子 10g 继服。

11 月 25 日三诊，照方略有增减，共进 18 剂，胸闷隐痛基本消失，睡眠安稳，体力渐复，血压 132/82mmHg。心电图复查：窦性心律、大致正常心电图。临床治愈，恢复工作，经随访一直上班，心胸闷痛未再复发，血压平稳。

病案四：杨某，女，65 岁。既往史：高血压 10 余年，心悸气短已 6 年，经常头痛，近 2 年出现心前区疼痛，每次发作 1～2 分钟，自行缓解。现病史：1 个月来症状加重，心区剧痛，疼痛向左肩部放散，用异山梨醇含化及亚硝酸异戊酯不见缓解。2 周前突然眼前发黑，全身抽搐，持续 30 分钟，遂到医院急诊，经各项检查，诊断：冠心病、心肌梗死待除外、高血压、动脉硬化，收入院治疗。1978 年 1 月 6 日初诊。心电图：窦性心律、肢导低电压、房早伴室内差异性传导，电轴左偏。脑血流图：右侧供血不足。胆固醇 5.33mmol/L，谷草转氨酶 120 单位。眼底检查：动脉硬化改变。入院后，抽搐反复发作，持续时间 30 分钟左右，意识清楚，四肢拘紧，颈部发硬，抽搐时卧床摇动、头肢颤动、心区闷痛、心动惊惕不安。曾几次院内外会诊，考虑为：冠心病不典型心绞痛；心肌梗死先兆；脑动脉硬化；脑心综合征；椎基底动脉供血不足；脑血管痉挛等。曾用扩张血管药、镇静剂，痉挛未缓解，发作较频，遂请中医会诊治疗。

1978 年 2 月 11 日初诊，四诊检查：面色淡黄，两颧红

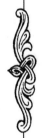

润，舌红少津无苔，伸舌左偏，脉弦细，兼见涩结之象。心区闷痛，怔忡不宁，头身颤动，手足瘛疭，颈项发强，时发痉挛，牙关紧闭，两手握拳。每次发作 20 分钟左右，二便正常。缓解后则头痛、神疲、目不欲睁，时有欲脱之势。血压 150/110mmHg。综合分析：素有阳亢多年，肝肾阴虚营亏可知，故两颊潮红、舌红少苔、头昏头痛；进而营血耗损、心络失养则怔忡不宁、夜寐不安；血行不畅、脉络阻滞则心区疼痛、脉涩结；营血不足，筋脉失濡，阳亢化风则肢体麻颤；肝为风脏，主筋，阴血虚极，内风时动，导致筋脉挛急、抽搐频作、颈强肢颤，"诸风掉眩皆属于肝"，舌体歪斜乃中风之征。若内风不熄，肝阳暴涨，气血上逆，血瘀于上，形成"大厥"之危候，大有欲脱之势。诊为：虚风内动、阴阳虚衰证（脑动脉硬化症、心脑综合征）。治则：滋阴潜阳、平肝息风。取大定风珠汤加减。处方：生牡蛎25g、龟板 20g、生地 30g、麦冬 25g、五味子 10g、甘草 10g、全虫 7.5g、蒺藜 15g、钩藤 50g、夜交藤 25g、百合 25g、决明子 25g。煎汁去渣，服时搅入一个鸡蛋黄，温凉相得服下，日 2 次。方义：龟板、牡蛎育阴潜阳；地、麦、味、决滋阴养血、柔肝益肾；百合、甘草清心安神，以钩藤、蒺藜息风止痉。阴精大亏、虚风旋扰、时时欲脱者，只有滋阴潜镇息风才可防止脱逆。全方使阴血得充，阴复制阳，血能养筋而虚风自熄。

2 月 25 日复诊，服药 9 剂。症状明显好转，心慌惊惕略安，身麻肢颤改善，抽搐次数锐减，每日偶发 1～2 次。仅有手足挛急，须臾缓解，但自觉脑内震动响声，头部右侧不能压枕而卧，心动不安。脉弦细而结代显见，血压 140/90mmHg。此证乃系阴虚不敛阳、虚阳上扰化风致脑响

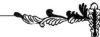

有声；肝肾阴营虚极致心中惊惕大动不安。照前方加僵蚕10g、葛根20g，改善脑病症状，使头响耳鸣、项强痉挛得以缓解。

3月6日三诊，进药8剂，脉症明显改善，精神略振，心慌稳定，痉挛缓解，手足瘛疭消失，心胸闷痛未有发作，仅头部自觉震动有声。照方继服9剂，间服心安Ⅱ号，1日2次。

3月20日复查，诸症平复，精神复常，抽搐肢颤症状痊愈，心胸闷痛消除，食欲二便正常，唯活动后略有心慌，其他各项检查趋于正常。于3月24日出院，投心安Ⅱ号巩固疗效，以善其后。经随访精神畅旺，神思不乱，体力恢复，心胸痛一直未有复发，能照常操劳家务。

病案五：张某，男，50岁，干部。既往史：1975年2月患心动过速，心悸气短，出冷汗而入院。心电图提示：室上性频发性早搏。诊断：冠心病、心律不齐。经治好转出院。1977年3月初又发作，胸闷憋气，心动不安，入院治疗。心电图提示：室上性早搏、频发多源性早搏、心室肥厚、冠脉供血不足。诊断：冠心病、心律失常。经治好转出院。但心悸早搏始未恢复，脉搏间歇明显，活动劳累后尤甚。现病史：近半年来心悸胸闷憋气，时有夜间憋醒，每在食后或活动后胸部隐痛发作，用硝酸甘油片稍缓解，心慌、频发早搏来诊。1977年9月27日初诊，症见：面色晦黄，舌绛少苔，心悸气短，心区隐痛，神疲胸闷，夜间时有憋醒，阴茎收缩，睾丸上提发凉，尿频数，色清，血压110/78mmHg。脉沉缓而细、结代频现，脉率50次/分。辨析：心阳虚衰，下元不足，肾气不能蒸化，导致阴盛阳衰，"诸寒收引皆属于肾"，故阴茎睾丸收缩，小腹拘急。心阳不复，气阴两损，营卫失调则出现心律不齐；久则气血亏虚，

故见心悸神疲、面色少华、脉动不能相续、时现间歇、结代频见。诊为：怔忡、心动悸（心动过缓、心律不齐）。治则：温阳益气、养心复脉，采取生脉散合保元汤加减。处方：党参30g、麦冬25g、五味子10g、黄芪50g、桂枝10g、仙灵脾15g、故纸10g、甘草10g、川芎15g、赤芍15g、大枣10枚。方义：生脉散益气复脉为主；黄芪大补气血，配仙灵脾、故纸、桂枝温阳益肾，使肾阳复上济心阳；芎芍养血和阴化瘀，善通血脉；枣草调和营卫，使阳蒸阴化，心阳振、心气充则心律可复。

10月30日复诊，服药18剂，心悸气短明显改善，心区痛未有发作，胸闷憋气症状不显，心律较前恢复，停搏次数减少，偶发早搏，脉沉缓较前有力，结代脉不显，囊缩缓解，小腹转温，但自觉气虚乏力、不能耐劳。照前方加茯苓25g继服。

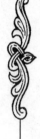

12月2日二诊，共进20剂。精神振作，心律齐，早搏消失，胸闷隐痛不现，诸症悉平，自觉无任何不适。心电图查：窦性心律，大致正常心电图。投以心安Ⅱ号以善其后。心律脉搏恢复正常。正常上班，随访1年未见复发。

附：心安Ⅱ号（自拟方） 方剂来源：古方"丹参饮"演化而来。原为治气血互结、心胃气痛的主方，通过临证加减，治疗冠心病、心绞痛收到较好的效果。处方：丹参500g、檀香100g、香附300g、川芎200g、红花200g。共为细末，炼蜜为丸，每丸10g重，每次1丸，日2～3次。方义：丹参入心、肝二经（心主血脉，肝主藏血），活血补血化瘀而善通血脉；檀香、香附行气止痛而散胸中之气滞；川芎行气活血（有扩张血管降压作用）；红花化瘀行血通络，使瘀行血畅而痛止，达到"通则不痛"之效。

按语： 冠状动脉粥样硬化性心脏病，简称冠心病，根据本病临床表现，属中医学胸痹、厥心痛、怔忡之列。通过医疗实践发现本病的发生与多种原因有关，如年龄（中老年）、体质（体胖超重）、精神（情绪波动紧张）、内伤虚损（生活不节）、饮食（酗酒厚味）等，互为因果，多为诱发冠心病之主要因素。虽然病变在心，但与其他四脏功能密切相关。

查老通过长期医疗实践，将其发病机理总结为：根源在肾（阴阳失调）；代谢在脾（浊脂内积）；变动在肝（气机阻滞）；气本在肺（气血关系）；归宿在心（病位在心、病变在血脉），显示五脏功能的内在关联，具有整体观，为指导本病论治提供了科学依据。进而言之，从生理来看，"心之合脉也，其荣色也，其主肾也"，说明心的功能受肾约束主持（水火关系）。精为气之本、生命之根、阴阳之宅、水火之脏，是人体生命活动的本源，"夫精者，身之本也"。精来源于先天之真元，具有内养五脏、外濡形体的功能，是人体各个器官功能活动的原动力（心脏），推动十二经脉之循行。肾为先天之本，肾气之盛衰关系到人体脏腑功能及抗病能力，都具有特殊意义。心以阴血为本、以阳气为用，血液的循行靠心气的鼓动。心气根于肾气的资助，心阳有赖肾阳的温煦方能推动有力。肾之精气不足则四脏供养减少、经络空虚。肾气一衰四脏皆摇，显示根源在肾之理。从年龄来看，"年四十而阴气自半也，起居衰矣"，唐·孙思邈说："人五十以上，阳气日衰，损与日至，心力渐退，忘前失后，兴居总惰"，说明人到中老年，肾精阴气开始渐虚、五脏渐衰、阳气式微的特点。冠心病患者以中老年居多，青少年极为罕见。本病为慢性发病，很少见急性者（心梗除外），显示根

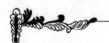

源在肾之理。

　　饮食不调，嗜酒厚味，损伤脾胃，"饮食自倍，肠胃乃伤"。脾阳不运，反生痰湿，浊脂内积，上犯心胸则痹痛。脾之运化功能失调，精微不化，代谢障碍，饮食物稠厚者为"浊脂"，转归于心，即"食气入胃、浊气归心"。或体力活动较少的人，"久卧伤气"，气虚则体胖，增加心脏负荷。可见五脏之中脾肾功能早已被临床所重视。古之李东垣倡导补脾益气，朱丹溪主张养阴益肾，是有道理的。精神紧张主要影响内脏的气机，使疏泄失常，变动在肝，气机阻滞，气滞则血瘀，可导致心胸痹痛；或五志过极，化火伤阴，阳亢化风（高血压），阴营耗损，心脉失养，可致心胸痹痛（多见血液流变学异常）；肺为诸气之本，上司呼吸，下注心脉，肺主气、心主血，主持血液之循行，若肺气虚则心气不足，鼓动无力，血行不畅，心肌失养则心动过缓；气虚则血滞，痹阻心肺则闷痛，显示出气本在肺之理。

　　冠心病临床表现既有阴阳气血本虚证，又有痰浊、瘀血标实证，查老在论证方面总的精神是辨证与辨病相结合，将冠心病临床证治分为虚实两大类。

一、虚证

常见 4 种证候。

（一）心脉亏虚（多伴心律不齐）

表现有三：

1. 阳气虚衰（心动过缓）

除心胸闷痛外，出现心悸，气短，神疲，脉见迟涩或结

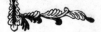

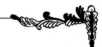

代，本证系由久病阳虚气耗、鼓动无力、心肌失养所致。治当温阳益气、养心复脉，常以生脉散、保元汤加减，适于心电图 T 波改变、室早、心动过缓。处方：红参 10g、麦门冬 25g、五味子 10g、黄芪 50g、桂枝 7.5g、仙灵脾 15g、甘草 10g、茯苓 15g、大枣 10 枚。方义：生脉散增强五脏机能；黄芪大补气血；桂枝、仙灵脾温心脉；茯苓、甘草、大枣养心气。全方意在温阳复脉。

2. 气阴两虚（心律不齐）

除心胸闷痛外，出现气短，怔忡，舌绛红少津，脉结代，心动悸。本证多由病久日深、真气内虚所致。治当益气复脉、养血宁心。常以炙甘草汤加减。此类患者心电图多提示：频发室早，心律不齐。处方：炙甘草 10g、西洋参 7.5g、黄芪 40g、桂枝 7.5g、阿胶 15g（烊化服）、生地 25g、麦门冬 15g、炒枣仁 25g、生姜 15 片、大枣 9 枚。方义：地、冬、胶滋阴补血；参芪益气养心；炒枣仁安神；甘草缓中；姜枣和营卫，使神安悸宁而脉复。

3. 阴血两虚（心动过速）

除心胸闷痛外，出现心慌，气短，虚汗，舌红少津，大便多秘结，脉细数兼促代。心电图 T 波改变，心动过速，110 次 / 分以上。多由心脉病久耗阴伤血、阴亏血少所致。治当益阴养血、宁心复脉，常以补心汤加减。方用：生地 15g、玄参 25g、丹参 25g、当归 15g、炒枣仁 25g、柏子仁 10g、五味子 7.5g、麦冬 25g、天冬 15g、茯苓 15g、远志 15g、桔梗 20g、葛根 30g。方义：生地、玄参补水制火；丹参、当归滋阴补血；血生于气，故以玄参、茯苓养心气；二冬滋水润燥；远志、枣仁、柏子仁养心神；五味子酸收以敛耗散之心气；桔梗载药上浮归心；葛根改善心肌耗氧，减慢

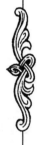

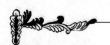

心律功专。全方配伍得体，功能确切，对改善心律失常有较好的作用。

（二）肝肾阴虚（伴有高血压）

除心胸闷痛外，出现头痛眩晕、肢体麻木、筋脉掣动、肌颤、舌绛少津、脉弦细或弦滑（中风先兆者）。始由肾阴不足，水不涵木，肝风内动，心营被耗，络脉失养。治当养阴、潜阳、息风，常以天麻钩藤饮加减。药用：天麻10g、钩藤50g、全蝎75g、石决明25g、杜仲25g、怀牛膝25g、寄生25g、益母草30g、山栀10g、黄芩10g、夏枯草25g、夜交藤25g、茯苓15g。方义：方内天麻、钩藤、石决明、全蝎潜阳息风以去眩晕；杜仲、牛膝、寄生、益母草补肝肾、强筋骨，意在降压；山栀、黄芩、夏枯草清肝火、散郁结，具有降压作用；夜交藤、茯苓安神治不寐。

（三）阴阳两虚（脑肾动脉硬化症）

除心胸闷痛外，常见头重耳鸣、少神嗜睡（脑动脉硬化）、腰膝无力、足跟痛、夜尿频多（肾动脉硬化）、脉沉细或结代。心脉病久则阴精耗损，髓海不足，摄纳无力（高脂血症、高黏滞血症）。治当补肾阴、益精气。常以首乌延寿丹化裁。处方：何首乌15g、熟地25g、枸杞25g、山萸肉15g、补骨脂10g、菟丝子15g、狗脊15g、怀牛膝25g、覆盆子10g、巴戟天15g、五味子7.5g、菖蒲15g、莲心10g。全方补肾阴、填精气、益肝肾、强腰膝、养心气、提精神，可使精充气足、神旺脑健、耳聪目明矣。

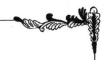

（四）心肾阳衰（常见心衰合并休克）

除心胸闷痛外，出现心慌，呼吸困难，冷汗出，形寒肢凉，血压下降，脉微欲绝。此乃心阳衰于上，肾阳衰于下，心力衰竭，阳气欲脱之征。治当中西医结合，急救回阳，扶正防脱。处方：红参 10~25g、附子 10g、桂枝 10g、甘草 10g、黄芪 50g、五味子 10g、白芍 15g、生姜 10 片、大枣 10 枚。方义：寒淫于内，治以甘热。参、附、桂温阳益气，伸发阳气，以逐寒邪；甘草甘温以缓参附之热；黄芪补气为长，善补胸中大气，使正气复、阳气回；五味子、白芍酸以收敛心气营阴；生姜、大枣调和营卫。使肾阳振，心阳复，寒邪去，阳气外达，手足温而脉复。

二、实证

常见两个证候。多因劳累、饱餐、情绪因素而诱发。

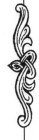

（一）痰浊痹阻心阳（胸痹证）

症见胸闷窒塞感，阵发心胸隐痛，舌淡体胖，苔薄有齿痕，大便多稀溏，脉弦滑或结代（高脂血症）。病始于脾肾阳虚，浊脂内生，上犯心胸，心阳痹阻。治当温阳、行气、开痹。处方：瓜蒌 50g、薤白 20g、半夏 15g、桂枝 10g、菖蒲 15g、陈皮 15g、香附 25g、葛根 30g。方内瓜蒌涤痰散结；薤白行气通阳，开胸膈闭塞之气；半夏祛痰开瘀；桂枝温通心阳；菖蒲辛温开心气；陈皮、香附祛痰湿、理气滞而止痛；加葛根意在降低心肌耗氧量，扩张冠脉，对心电图 ST 段异常可改善恢复。

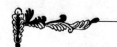

（二）血瘀痹阻心脉（厥心痛）

症见心胸刺痛，痛掣肩臂，心悸憋气，舌质暗绛，边有瘀斑，脉迟涩或结代。此系气滞血瘀，痹阻络脉，心气不通。常以血府逐瘀汤加减而取效。四物养血、桃红化瘀通络；枳壳、柴胡理气滞；桔梗、牛膝一升一降，使气机和畅；加丹参有助活血化瘀、利心脉、行瘀滞，意在扩冠、降低血黏度；伍用三七粉 5g（汤药调服）通络止痛，以助化瘀之力。

本病内因之虚是发病之本。"胸痹总因阳虚，故阴邪乘之。"治疗原则：当心绞痛发作，采取祛邪安正之法，通阳降浊、行气化瘀，重在祛邪；症状改善后当审因论治，采取协调阴阳、调和气血为主，重在扶正。急则治标，缓则治本。舌质的变化对诊断有实际意义，舌质暗紫或有瘀斑瘀点，多为气滞血瘀，痹阻心脉；舌质淡润、舌体胖大，苔薄或腻，多为气虚痰浊痹阻心阳。痰浊、浊脂是病理产物。《素问·经脉别论》曰："食气入胃，浊气归心。"浊系指饮食物之稠厚者，相当于现代医学之血脂。痰由阳虚而生，浊脂由痰所化。凡是积留于体内的各类脂质，积留在血脉中均可形成痰浊或瘀血，这种脂类代谢功能主要依赖于脾的运化（消化系统）。如果饮食不节，损伤脾阳，无力运化（代谢障碍）则产生痰浊。痰浊具有黏稠涩滞沉着的特点，并随着气之升降循行血脉中，周流不息。一旦血行不畅，必气虚则血滞，或气滞则血瘀，使痰浊和瘀血常相互胶结为病。因其痹阻部位不同出现不同的症状，如痹阻在胸则气塞，在心则动悸，在脑则头胀眩晕，在脉络则肢麻肌颤，在血则疼痛……。所以高脂血症、高血压病的痰浊和瘀血是诱发心脑血管病的重要因素，查老根据几十年临床经验将冠心病之发病机理及辨证论治经验进行了简要明了的归纳总结（见附图表）。

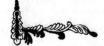

附图表　冠心病发病机理及辨证论治示意图

心绞痛 ── 厥心痛 ／ 胸痹

心（阴血／阳气）

气虚　肺 ── 上犯心胸
- 瘀血（血府逐瘀汤）
- 阴营耗损（天麻钩藤饮）化风
- 痰浊（导痰汤加减）高血压
- 灼炼津液（龙胆泻肝汤）化火

肝　精神因素
- 肝阳亢
- 肝阴虚
（建瓴汤证）

血府逐瘀汤　瘀痹阻　心脉痹阻
- 不眠（心肾不交）黄连阿胶汤
- 心悸（心动过速）天王补心丹
- 怔忡（心律不齐）复脉汤加减
- 憋气
- 心动过缓（迟缓脉）生脉散加味
- 心阳衰于上（参附汤证）（心衰）（休克）（四逆汤证）

六味地黄丸　腰膝酸软　遗精
肾阴虚损，水不涵木

肾阳衰于下　阴阳两虚　首乌延寿丹
地黄饮子加减　脑、肾动脉硬化　嗜睡　语迟　善忘　夜尿多　少神　精亏

肾　阴　阳　内伤虚损
脾失温煦，肾阳虚衰

瓜蒌薤白半夏、桂枝汤加减　胸阳痹阻

气虚　肺 ── 上犯心胸（瓜蒌薤白半夏汤）
- 痰湿内生（二陈汤加减）
- 精微不化（参苓白术散）
- 脾失健运（六君子汤）
- 脾气虚

脾　饮食不节

标新立异、别具一格
——慢性肾炎的论治

病案一：任某，男，17岁，学生，住新城子区。既往史：于1974年8月无明显诱因双眼睑浮肿，逐渐波及头面部浮肿。日渐加重，去医院检查，诊断：肾炎。曾用青霉素、强的松治疗好转出院。现病史：10月16日，肾炎复发入院。检尿：蛋白（＋＋＋＋）、白细胞2~6个/高倍视野、红细胞2~3个/高倍视野、血胆固醇10.14mmol/L、血浆蛋白总量49g/L、血压148/100mmHg。尿少、浮肿。诊断：肾病综合征。转中医治疗。1974年10月20日初诊，检查：全身高度浮肿，按之凹陷不起，面部浮肿明显，两腮肿大异常，触之颤动，头昏头重，腹胀便稀，食少纳减，疲倦少神，尿少色混浊，畏寒肢凉，腰酸腿沉，面色淡黄不泽，舌质绛干少苔，脉沉细而缓。血压150/100mmHg。诊为水肿（肾病综合征）。证析：2月余尿少浮肿加重，病属脾肾两虚证。脾虚不能运化，不能升清泄浊，故腹胀便稀；肾虚气化不行，水湿不利，导致尿少浮肿；湿郁化浊则尿色混浊、腰酸足重；浊阴上逆则头昏头胀；湿浊阻胃故食减纳呆；脾虚不能统摄，肾虚不能封藏，则精脂下流（蛋白尿）；病深阳气日虚、形寒肢凉。病属正虚邪实。诊为：水肿。治法：健脾益气、温肾化湿。采取九龙汤加减。处方：枸杞15g、当归15g、金樱子15g、莲肉25g、芡实15g、五味子7.5g、茯苓25g、白术25g、甘草10g、山楂炭25g、黄芪50g、益母草 25g。方义：归、杞养血益阴；苓、术、草助脾燥湿以制肾水；金樱、莲肉、芡实涩以固精；五味子摄敛益气；山楂炭健胃消食；益母草利水降压；黄芪补气扶正。使脾气振、肾气复、水湿化、浮肿消。

11 月 1 日复诊，服药 8 剂，全身症状改善，头胀减轻，血压 130/90mmHg。尿量较以前略增，700~800ml/d，但尿混浊，不欲食，仍有腹胀腹水，下肢浮肿压痕（＋），舌苔薄、脉沉滑。证系寒湿内聚，浊阴不消。仍守前方加细辛 5g 温散寒水、草薢 25g 分化湿浊、水红花子 35g 利尿祛水。

11 月 16 日三诊，服药第二天，肠鸣，腹泻水样便 5~7次，次日水泻即止。尿液通畅增多，浮肿基本消退，腹胀腹水大减，已能安卧，排尿通利，2000~2500ml/d。食欲渐进，大便正常，血压稳定（124/80mmHg）。尿检：尿蛋白（＋＋），红细胞 2~4 个/高倍视野，白细胞 1~2 个/高倍视野，颗粒管型消失。证析：尿畅肿消，病久真阴耗损，正气未复，肾关不固，精微下注，故仍有蛋白尿。法当扶正益气、填补真阴，以复肾功。取九龙汤合当归补血汤化裁。处方：黄芪 50g、党参 25g、当归 15g、枸杞 15g、首乌 15g、杜仲 25g、怀牛膝 25g、狗脊 15g、金樱子 15g、莲肉 20g、五味子 7.5g、茯苓 15g、山楂炭 15g、砂仁 10g。方义：参、芪、归益气扶正、补血养营；枸杞、首乌养阴填精；杜仲、牛膝、狗脊补肝益肾强筋骨；金樱、莲肉、五味固肾敛阴涩精；茯苓渗湿利水；山楂、砂仁助脾和胃，以复化源，促进肾功的恢复。

12 月 7 日四诊，服用 12 剂，浮肿完全消退，二便正常，食欲增进，体力渐复，已下床活动，血压正常，多次

查尿蛋白微量或极少，颗粒管型不见，效不更方，仍宗前方继服。

1975年2月10日五诊，上方服用18剂，症状完全消失，多次查尿无阳性改变，胆固醇4.16mmol/L，血浆总蛋白64g/L，白蛋白38g/L，球蛋白26g/L，血压正常，体力增强，脉象和缓。历时5个月中药治疗，于1975年2月11日痊愈出院。家属担心，恐病复发，遂拟补益肝肾之丸剂，仍遵九龙汤化裁，制蜜丸，每日2~3次口服。使肝肾得补，精血受益，阴得补而摄气，真元充盈，促进阳蒸阴化，填精固本，巩固疗效，以收全功。出院后2年追访，均已恢复正常。参加体育活动及农村一般劳动，定期复查尿检，均未见异常。

病案二： 王某，男，46岁，工程师，煤矿设计院工作。现病史：于1975年7月，因工作在阴雨天卧湿地作业，感觉身体不适，去医院检查，尿明显改变，色浑有沫，尿蛋白（＋＋）~（＋＋＋＋）、红细胞10~15个/高倍视野、颗粒管型屡见2~7个/高倍视野，胆固醇增高，血压基本正常。经治疗始终未见好转，休息1年，遂来诊。

1976年6月4日初诊，症见：面部虚浮，神疲乏力，舌绛暗，舌体胖润少苔，脉沉细而缓，下肢酸重，指压痕不明显，腰痛，大便溏，形寒怕冷。化验：尿蛋白（＋＋＋＋）、红细胞10~20个/高倍视野、白细胞3~5个/高倍视野、颗粒管型1~2个/高倍视野、胆固醇7.28mmol/L、血压120/80mmHg。此证素有肾炎史，今夏感湿邪而诱发，湿为阴邪，伤脾肾之阳。脾虚运化无力，气血化源不足，故神疲乏力，面色少华，面部眼睑浮肿；肾虚阳衰，阴胜于内，则腰痛足重；阳虚不能温煦肢体则畏寒怕冷；日久病深，正气未复，卫外不固，则易感复发；脾肾两虚，精微不化，封藏无力，故精脂下注（蛋白尿）。诊为：虚损（慢性肾炎），法当益气扶正、养阴固精。取九龙汤加减。处方：黄芪 50g、当归 15g、茯苓 25g、莲肉 25g、芡实 20g、白术 25g、仙灵脾 15g、五味子 10g、甘草 10g、狗脊 25g、怀牛膝 25g、萆薢 25g、大枣 10 枚。

8 月 4 日复诊，服药 20 剂，症状改善，大便已成形，下肢指压痕不明显，但眼睑晨起微浮肿，化验：尿蛋白（＋＋），颗粒管型无，红、白血球不明显，血压正常，下肢感觉发沉，脉沉细无力。照前方加防己 20g、苍术 10g。

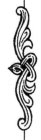

10 月 20 日三诊，服药 18 剂，症状消失，精神尚佳，体力恢复，血压正常。理化检查：血胆固醇 5.2mmol/L，尿蛋白微量或极少，红细胞、颗粒管型未见。形寒怕冷改善，恢复轻体力工作，经随访已正常上班，未再复发。

病案三： 牛某，男，12 岁，学生，黎明厂职工家属。既往史：过敏体质，曾患荨麻疹，反复发作。1976 年 9 月因食虾片后关节疼痛，两下肢出现大小不等之对称出血性紫色瘀斑，压之不褪色，不发烧，经门诊治疗无效。现病史：于 1976 年 10 月 18 日入院，经治皮下瘀斑基本消退，但化验尿明显改变，蛋白尿（＋）~（＋＋）、红细胞 15~25 个/高倍视野、颗粒管型 1~2 个/高倍视野（偶见 8~10 个/高倍视野），长期不恢复。住院 4 个月，不愈而出院，诊断：过敏性紫癜、肾炎。遂来中医治疗。1977 年 7 月 9 日初诊，症见：舌质红少津、无苔，口唇红润焦裂，面色红润，脉细数，口思凉饮，手足心热，不发烧，腰不痛，其他症状不明显。化验：尿蛋白（＋）、红细胞 15~

20个/高倍视野、颗粒管型2~3个/高倍视野、透明管型偶见，血压正常。证析：病始于出血发斑，迁延日久，营阴耗损，肝肾之阴已亏，虚热内盛，故表现为面色潮红、心烦思凉、舌红少津，一派阴虚内热证。虚热久恋，耗津损液，阴津不能上承则口唇焦裂；热侵阴经血络，血不安经，肾不固密，营血内溢则尿见红细胞明显。诊为：慢性肾炎、紫癜性肾炎。治当滋养肝肾、清营凉血，取九龙汤合犀角地黄汤化裁。处方：枸杞15g、当归10g、黄柏10g、旱莲草15g、知母10g、丹皮10g、茜草10g、白芍15g、金樱子10g、莲肉15g、五味子7.5g、木通7.5g、甘草10g、蝉蜕15g。方义：归、杞滋补肝肾；旱莲、知、柏清肾火、养肾阴；生地、赤芍、丹皮、茜草清营凉血；金樱子、莲肉、五味子摄阴敛营、益肾固精；木通、甘草泄心火、利小便，使阴复热清，营血内溢可安，肾气固而精藏；蝉蜕疏散风热。

8月31日复诊，服药12剂，舌干质红改善，津回口润，尿化验明显好转，红细胞2~3个/高倍视野，颗粒管型不见，但尿蛋白仍（＋），其他症状不明显。宗守前方减木通，加狗脊10g、泽泻10g，继服。

9月30日三诊，共进中药12剂，诸症明显改善。化验尿：红细胞1~2个/高倍视野，蛋白微量，二便正常。治当养阴固精，促进肾功能恢复，以防复发。仍宗前方增减。处方：当归15g、枸杞15g、石斛15g、金樱子10g、莲肉15g、菟丝子10g、五味子7.5g、狗脊15g、黄柏10g、旱莲草15g、丹皮10g、蝉蜕15g。

10月20日四诊，每周复查验尿，基本正常，并无反复，症状稳定，仅蛋白尿偶见微量，红细胞时见1~2个/高倍

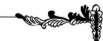

视野，颗粒管型、透明管型基本不见。经治3个月痊愈，屡次复查尿均正常，精神如常，体力恢复，休学1年多，已上学。经随访1年，未见复发。

病案四：钟某，女，59岁，干部。现病史：汞中毒导致肾病综合征，查尿有蛋白已2年，经常检尿蛋白（＋＋）~（＋＋＋），现激素治疗，每日7片维持，经年不愈，腰膝酸软疼痛，身体沉重，肢体浮肿，下肢为甚，肢凉怕冷，夜尿频多，大便溏薄。1997年12月12日来中医就诊。症见：面部虚浮，舌胖质淡，苔薄腻，脉沉缓而细，全身浮肿，腹胀便稀。理化检查：肾功正常，血脂增高，胆固醇9.5mmol/L，甘油三酯4.86mmol/L，尿蛋白（＋＋），颗粒管型0~2个/高倍视野，血压150/100mmHg。证系素体虚弱，感受毒邪，营卫耗损，正虚邪恋，故缠绵不愈。日久肾气虚衰，肾不摄精，精微下注，故尿混浊有沫（蛋白尿）。脾气虚则清阳不升、浊阴不降、浊脂内积（血脂增高）。湿邪久羁，阳气虚损，则形寒肢凉、大便溏薄、腹胀身重、舌胖质淡。诊为：虚损、阴水。治法宜补肾益下元、益脾气、化湿浊为主。取参芪汤、九龙丹、青娥丸化裁。处方：黄芪50g、西洋参7.5g、当归15g、熟地20g、枸杞15g、金樱子15g、莲肉25g、芡实20g、茯苓25g、老头草30g、银花50g、连翘25g、甘草10g、杜仲25g、补骨脂10g、怀牛膝25g，水煎服，日2次。

1月30日复查，连续服药18剂，诸症改善，验尿颗粒管型消失，蛋白定量好转，激素减半，每日4片，仍宗前方继服。

3月6日复查，进药20剂，血脂下降，胆固醇7.2mmol/L，甘油三酯3.0mmol/L，症状好转，尿检查：蛋白（±）~

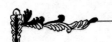

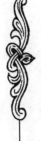

（＋），激素减至 3 片，浮肿消减，诸症减轻，但腰膝酸重，下肢浮肿，仍肾气虚，湿邪内伏，照前方减银花、连翘，加狗脊 25g、防己 20g 继服。

4 月 8 日复查，连续服药 18 剂，诸症消除，症状稳定，二便正常，血脂下降明显改善，蛋白定量较前明显好转，多次尿复查未见异常，体力恢复，精神振作。为巩固疗效，防止反复，仍照前方继续服用 12 剂。

5 月 5 日复查，尿检未见异常，饮食如常。经治 5 个月，使汞中毒严重肾病临床治愈。

方解：久病致虚，首选参芪扶正益气、补虚益损，使脾气健而司统摄，肾气充而精藏，精微得化，以司升降，尿混浊有沫可澄；配当归、枸杞、熟地益真阴、安五脏、益血养营，使精气耗损之形体虚衰可复；伍以杜仲、补骨脂、怀牛膝入肝肾、强腰膝、填真阴、补下元，使下焦之湿可除，肾虚腰痛可解；配加金樱子、芡实、莲肉补脾益气，涩精气、主收敛，使精微下注得以秘固；加银花、连翘、甘草清热解毒散结；茯苓、老头草祛湿逐水、燥脾补中，使湿邪得利，大便不实可复。全方使脾气健，精微化，湿邪去，水肿消，肾气复，精气固，泌清浊，腰痛除，虚损痊愈。

病案五：张某，男，40 岁，干部。病史：患肾炎 3 年余，曾 2 次入院，接受激素治疗，始未痊愈。于 1997 年 12 月 10 日来诊。现病史：近 1 周患感冒而旧病复发，全身浮肿，下肢尤甚，按之凹陷不起，腰痛身重，四肢不温，形寒怕冷，精神萎靡，大便稀溏，尿液减少，面色晦滞，舌淡胖、苔薄白、边缘有齿痕、脉沉细无力。理化检查：血红蛋白 68g/L、胆固醇 6.8mmol/L、尿蛋白（＋＋＋）、红细胞 6~8 个 / 高倍视野、颗粒管型 2~5 个 / 高倍视野、血压

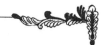

152/100mmHg。证系肾阳衰微，阴盛于内，聚湿而成水肿。脾肾两损，精微不化，脾虚升降失调，清浊相混。肾虚开阖失常，水湿不利，水溢全身则肿。迁延日久，气血虚衰，正不胜邪，故每易感冒。诊为：水肿（慢性肾炎肾病型）。治则：益火源、化气行水以散寒。以真武汤加减。处方：炙附子7.5g、茯苓25g、白术25g、白芍15g、桂枝7.5g、细辛5g、黄芪50g、老头草30g、防己20g、杜仲25g、怀牛膝25g、补骨脂7.5g、泽泻25g、猪苓25g。引用生姜12片、大枣7枚。

二诊：1月30日，连续服用9剂，尿液增多，肿消大半，形寒改善，但食少纳减、全身无力。仍以前方温阳行水，加砂仁7.5g、佩兰10g以温胃和中、化浊开胃，继服。

三诊：2月25日复查：服药12剂，浮肿消退、四肢转温。检尿蛋白（＋）、颗粒管型0~1个/高倍视野，诸症改善。照方继投加阿胶15g。连服3个月，于3月15日复查，食欲增进、体力恢复。理化检查：血红蛋白115g/L，胆固醇5.2mmol/L，尿蛋白、颗粒管型均转阴。但久病气血两耗，正气待复。更方以香砂六君子汤合黄芪健中汤，建立中气，补气健脾，逐湿行滞，益气和胃，以复化源，补气养血，巩固疗效。连服12剂。

4月4日复查：诸症平复，多次检尿未见异常。体力恢复，二便正常，上班工作。随访2年，未见复发。

本证阳气虚衰，阴邪内盛，正虚邪实。首选真武汤温阳利水，益火功专；与桂、细、猪、泽为伍，以助温阳利水之力；配杜仲、牛膝、故纸专补下焦之虚，强筋骨、暖丹田、壮元阳，以疗腰痛；加黄芪益气化水，防己祛湿利水，老头

草治肾祛水，共奏阳复阴化、水湿除而水肿消之功，疗效颇佳。终以六君补阳益气、燥湿散逆；香砂和中化浊；与黄芪建中汤合用可温中补虚，增强气血生化之源，恢复虚损，以善其后。

按语：查老在几十年临床中，对慢性肾炎的治疗体会有如下几点：①水肿日久，通过大量利尿治疗过程，伤阴损液，阴损及阳，导致水液代谢失常，营卫失调，形成高度水肿长期不下（病案一）。若继用利水治其标，可导致虚虚实实之弊，应采取扶正固本而收效。②慢性肾炎始发于虚，"邪之所凑，其气必虚"，故邪气侵凌，日久病深，损阳耗气（正虚）。阳气衰微，不能化浊，导致湿邪内阻，缠绵不去，进而伤阴损营，精气被夺（尿改变明显），由实转虚，阳气日衰，正不胜邪则反复发作，长期不愈。整个病变过程表现为虚证。治则：根据"虚者补之，损者益之"的原则，必须扶正，采取滋补肝肾、益气固精之治法。③治疗慢性肾炎从补着手是重要一环。补能增强抗病能力，调动内脏生理功能，促进肾功向愈转化。如果治其标，势必应用利水逐水之峻剂，虽能取一时利尿肿消之效，但真气大伤，病邪甚矣。往往导致症状反复加重，造成虚者更虚、实者更实之祸。扶正才能修复肾脏组织之损害，达到预期的效果（病案一、二）。④蛋白尿的形成，主要病变在脾、肾。精气来源于水谷，贮藏于肾。脾气充足而司统摄，肾气密固而能封藏，使精气不致外泄。若脾气虚不能统摄，肾气虚封藏不固，则精脂下流，形成蛋白尿。治疗应从脾、肾着手。本病日久，脾气亏虚，不但精微不能化生，反而运化无力，水湿内聚；肾气虚则气化失调，水湿不利，导致尿少与水肿并见之正虚邪实证。⑤九龙汤方剂来源于《六科证治准绳》，载于《中国

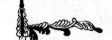

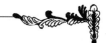

医学大辞典》（九龙丹的变方），原治斫丧太过，败精失道，滑泄不禁。功能：补肾养心、滋阴制阳、健脾益气、涩以固脱。

肾炎是现代医学的诊断，《内经》称为水，"三阴结，谓之水。"至元代朱丹溪将水肿病变过程概括为阴水及阳水，后世医家以此论点为急、慢性肾炎论治的依据。查老认为不论阴水或阳水，顾名思义，凡称为水，必须有水，证候有肿。临床常见的慢性肾炎往往长期不愈，外无浮肿，内无水湿，只能从尿检查发现蛋白尿、红细胞，谓之阴水。值得研究。

辨证是中医的特点，不能统称为水。慢性肾炎多由急性转化而来，亦有一发现即为慢性者。本病临床多见脏气虚衰的证候，按虚损论治较为合适。病久体弱则为虚；虚久不复则为损。虚损是五脏诸虚不足证。前人早有定论，不再赘述。

有关治疗，《金匮要略》有利水、发汗两法。对于内聚水湿、外现浮肿的急性肾炎，可考虑斟酌施用。汗利太过，则有损阴伤阳之弊。李东垣提出劳倦内伤，着眼于温补；朱丹溪倡导阴常不足，重在滋阴。两者论点各有千秋，指导虚损证治可以借鉴。

盖肾为水火之脏，水足则肝柔、火旺则脾健。肾病经久，精气耗损，必然波及肝与脾。肾为阴阳之宅，从阴则寒、从阳则热。寒化则伤阳，脾肾先虚；热化则伤阴，肝肾必损。脾肾相关、肝肾同源，脾和肾内在功能有依赖关系，病理变化相互影响，临床脾和肾的证候常相并出现，单纯表现脾阳虚而肾气不虚或肾阳虚而脾气不虚的证候似较少见。因此脾和肾的证候不能截然分开，肝肾亦是如此。

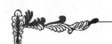

从临床实际出发，慢性肾炎脾肾阳虚证固然多见，但肝肾阴虚证亦有之。若久病不愈、精气被夺，最终可导致肾阴阳两虚证。此为慢性肾炎病变规律。根据"藏居于内，形见于外"之理，查老辨证以外证"水肿"之有无作为论治依据。

证型有以下 3 种：

（一）脾肾阳虚证

"阳旺则气化，而水即为精；阳衰则气不化，而精即为水"（《景岳全书》），这段话扼要阐明了气化与水邪的关系，切中病机。脾主运化，肾主气化。肾阳衰微，阴盛于内，脾虚不能制水，肾虚不能利水，形成水肿。治疗遵《难经》"阳气不足，阴气有余，当先补其阳而后补其阴"的原则。对病久水肿明显者，采取益火之源之法，非大剂温补不为功。常以真武汤与参芪为伍，助肾温化，使脾阳得运，气化水行而肿消，无不应验。若脾阳虚衰，气血乏源无肿者，治疗遵《难经》"损其脾者，调其饮食"的原则，以香砂六君子汤、黄芪健中汤化裁，改善脾胃功能。脾土一旺，水有所制，且补气不滞湿，益气复正。总之，"水肿尿少从肾治，无肿虚衰益脾源"之法，每多见效。

脾肾两虚，无论有水或无水，均有蛋白尿。中医理论如何认识蛋白尿？查老认为：脾为后天之本、气血生化之源；精气来源于水谷，是脾所化生而藏于肾；脾气充足而司运，发挥统摄作用；肾气密固而司化，方能封藏固本，精气不致外泄。若脾气虚，无力统摄，升降失调，则清浊相混；若肾气虚，藏封不固，则精微下泄，随溲排出，均导致

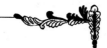

蛋白尿。

（二）肝肾阴虚证

多由肾炎迁延日久，反复发作，阳损及阴，阴邪羁留，湿郁化热，津液不能输布，水液壅滞三焦，气机不宣，水道不利而形成水肿。治当养阴清热、化湿利水，宗法猪苓汤加味，取其淡能渗湿、寒能胜热，降火行水。方义：二苓甘淡，渗脾肺之湿；泽泻咸寒，泄肾经之湿，利而不伤阴；滑石甘淡而寒，通行上下表里之湿，泄热不伐胃；阿胶补血养液，意在保存津液，恐过利伤阴也。常与当归补血汤合用，滋阴养血、补脾益气，有益于蛋白尿的改善，佐白术健脾祛湿，益土以制水；配甘草泄火调中，陈皮行气，使气行而水行、湿热下清，对肝肾阴虚水肿疗效较好。若久病不复，真阴耗损，见腰痛、遗精、少神；水不涵木，虚阳上扰，见头晕耳鸣（高血压），小溲短赤，舌红少津，一派肝肾亏损无肿者，治宜壮水之法，滋补肝肾、育阴潜阳。常以六味地黄丸、二至丸、大补阴丸联合应用，可补真阴、益下元、壮筋骨、强腰膝，使水升火降、阳潜于下，眩晕可除。总之，治以"水肿湿热宜清化、无肿阴亏益水源"之法，疗效甚著。

肝肾两虚，不论有肿或无肿，常表现特点为溲血（尿中有红细胞）。血是水谷之精气，循行于脉中，内充脏腑，外荣肌肤。若阴虚火动、热伤营血、血不循经，渗溢阴络则出血，于方剂中加旱莲草、丹皮、连翘、小蓟等清热养阴之品，每多效验。

（三）肾阴阳两虚证

多由久病不愈，导致阴阳两虚，表现不同程度的水肿、面色晦滞、头晕神疲、手足心热，并有形寒怕冷、大便溏薄、尿少混浊有沫、脉多沉缓细而无力。治法当遵《难经》"损其肾者，益其精"之明训。一方常以九龙丹（汤）加减，取其补而不腻，益肾补脾，摄精秘气，对于治疗慢性肾炎临床验证效果甚佳。方内枸杞、熟地、当归滋阴养血，血足则肾不枯。芡实、金樱子、莲肉甘能益精、固肾补脾、涩以固脱；茯苓、甘草益脾以制水邪、交通心肾；山楂消散瘀滞，以消阴分之障。佐山药补脾固肾、益脾阴，配补骨脂、怀牛膝暖丹田、强腰膝以助肾，促进肾功之恢复。二方常以济生肾气汤加减，适用于年老体弱者，使阴得阳补、阳蒸阴化、肾气充盈，诸症自消。

随症加减：蛋白尿加黄芪、老头草扶正益气利水；溲血者加黄柏、旱莲草；脾不统血、肾不摄纳者加狗脊、续断；水肿明显者加猪苓、茯苓、细辛以行水湿；下肢肿甚加桂枝、防己温阳化湿；小溲短少加滑石、猪苓清热利水渗湿；高血压加杜仲、怀牛膝、益母草益肾强腰以降压；齿龈出血加仙鹤草、茅根清热止血以利尿；口干少津加麦冬、石斛养胃生津、滋阴除热；常因感冒而诱发，可加金银花、连翘、鱼腥草、射干清热解毒，以宣肺气，控制感染，减少复发。

肾病综合征是现代医学的诊断，以高蛋白、高血压、高血脂、血浆蛋白低为特征，属中医阴水、虚损之列。肾病日久不愈，脾肾阳气虚衰，精微不化，阳不化气，阴胜于内，湿聚而水停。治当温补肾阳，以益脾气，使阳蒸阴化，湿利

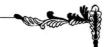

肿消则愈。

升清泄浊、逐痰行瘀
——高脂血症的论治

病案一：褚某，女，59岁，旅社工作。病史：平素有眩晕、高血压史。近半年来头昏心悸，形寒易感，全身乏力，活动汗出，阴部瘙痒，反复发作，口干不欲饮，大便不实。血糖16.4mmol/L、尿糖＋＋＋＋、白细胞15~25个/高倍视野，诊断为糖尿病。曾服降糖药，血糖下降不明显，症状不减而来诊。初诊1990年2月7日。症见：形体肥胖，舌苔白腻，舌体胖少津，脉弦滑而缓，口中甜腻，腹胀，大便溏，下肢酸重。理化检查：血胆固醇7.8mmol/L、甘油三酯3.1mmol/L、血糖14.8mmol/L、尿糖（＋＋＋）、尿白细胞25~30个/高倍视野。证系湿浊内蕴，湿郁为热，热蒸为湿，湿热下注，故病之始见二阴湿痒，小溲灼热，腹胀便稀，口干不欲饮，乃痰浊内阻、湿热互结。诊断：消瘅、消渴（高脂血症并发糖尿病、尿路感染）。治法：泻热燥湿，益气化浊。取甘露饮、二陈汤化裁。处方：茵陈15g、黄柏10g、黄连10g、石斛15g、泽泻20g、茯苓15g、半夏15g、陈皮15g、甘草10g、白术25g、苍术15g、佩兰10g、党参20g、黄芪50g。3月10日复查，服药20剂，诸症改善，阴痒消除，大便已成形，血糖9.9mmol/L、尿糖（＋）、尿白细胞2~4个/高倍视野、血胆固醇6.2mmol/L、甘油三酯2.0mmol/L，均有下降。继服前方，随症略有增减。经4个月治疗，复查血糖5.4mmol/L、尿糖（±）、尿

61

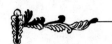

中红、白细胞消失，大便正常，体力恢复。最后复查血胆固醇 5.7mmol/L，甘油三酯 1.5mmol/L，血脂恢复正常，观察 1 年，诸症稳定，定期检查血脂、血糖均正常，始未复发。

方义：茵陈、黄柏、黄连之苦寒，泄三焦之火，导湿热下行，泄热燥湿，可控制感染，还有降脂、降糖作用；伍二陈配泽泻行气利湿、除痰祛浊；配二术健脾益气燥湿，使清阳得升、浊阴得降、眩晕可除；佩兰和中祛湿，除脾经湿热，口中甜可祛，湿热浊脂可除；石斛、甘草之甘淡可养胃生津、滋阴除热；参芪扶正益气功专，促进机体新陈代谢，使体虚可复，痰浊可化，血脂可降，消瘅可愈，多奏良效。

病案二：柏某，男，30 岁，干部。病史：平素嗜烟酒，喜食肥甘厚味，近几年来体重增加，心胸不适，隐约闷痛时发，左上臂酸麻感，逐渐心悸气短、头眩，后脑时而胀痛，疲倦乏力喜卧，少神耳鸣，下肢酸沉。1999 年3 月 30 日初诊，症见：形体肥胖，超重（90kg），面色红润，掌心暗红，舌体胖大、色绛，边有瘀点显见，舌下络脉色青，大便溏薄，脉弦滑而细。理化检查：血液流变学检查明显异常，提示高黏滞血症。血胆固醇 4.5mmol/L、甘油三酯 3.2mmol/L、高密度脂蛋白 0.8mmol/L、空腹血糖 14.1mmol/L、尿糖＋＋＋、尿蛋白 ±、血压 140/90mmHg。心电图：窦性心律、ST 段改变，提示心肌供血不足。病机分析：平素饮食不节，嗜食肥甘则形盛体胖、肌肤丰腴。气虚痰生，浊脂内蕴，浊阴上逆则眩晕少神。积久致瘀，气虚则血滞，血行不畅，络脉失养则肢麻、心胸隐痛；舌绛边有瘀点、脉弦乃血瘀内阻之象。诊断：血瘀内阻之胸

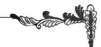

痹、消渴（高黏滞血症并发糖尿病、心肌供血不足）。治当活血化瘀通络、益气化湿除痰。取丹红四物汤合六君子汤加减化裁。处方：丹参30g、红花15g、川芎15g、当归15g、赤芍15g、熟地20g、西洋参7.5g、茯苓15g、陈皮15g、半夏15g、苍术15g、山楂30g、泽泻25g、黄芪50g、葛根25g。全方活血通脉，使血行瘀消，痰浊不积，化湿和中以复气阴，降低血液粘稠度，达到降血脂的作用，使体重渐减，消渴自复。4月28日复诊，服药20剂，胸闷症状大减，肢麻好转，口干、乏力、眩晕诸症改善。血糖复查下降到8.9mmol/L、尿糖（±）、尿蛋白消失。但大便略稀，下肢酸沉。宗原方减去消导化积之山楂，加助脾益气之山药30g、五味子7.5g继服。5月29日三诊，服药18剂，诸症明显改善，大便调整，体力恢复，下肢活动较前有力。血液流变学检查明显改善，各项指标恢复正常，甘油三酯亦下降到1.7mmol/L（正常）；高密度脂蛋白升高到1.2mmol/L（正常）；血糖6.7mmol/L（明显恢复）。每周复查尿糖消失，其他未见异常。为巩固疗效，防止反复，仍宗前方继续服用。通过3个月用药治疗，按月复查，血液流变学检查、血脂、血糖明显改善，均恢复正常范围。经多次复查尿，未见异常。诸症悉平，精神体力恢复如常，上班正常工作。

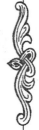

病案三：朱某，男，67岁，退休工人。病史：高血压、冠心病、高脂血症、脑血管病。曾入院治疗，始未痊愈。近来症状逐渐加重，经常头沉，头脑发麻，左臂上肢酸麻，手颤，心胸闷痛，时发刺痛，半年来常有饥饿感，口干，下肢酸软无力，活动汗出，故来诊。1999年9月16日初诊，症见：面色紫红，舌质绛、边有瘀

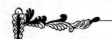

斑，舌下络脉色青，脉沉弦而细，兼涩结之象。形体丰腴，心悸，胸闷，气短，倦怠乏力，足趾麻痛，口干不润，动则汗出，尿频多，大便不畅。血液流变学检查明显异常，提示高黏滞血症，血液黏稠性增加。血胆固醇8.9mmol/L、甘油三酯4.9mmol/L、低密度脂蛋白5.8mmol/L，血糖16.4mmol/L、尿糖＋＋＋、血压196/114mmHg，心电图ST-T段改变，提示心肌缺血。病析：形盛气虚、痰湿内生、积久化浊、浊阴上逆则眩晕头胀；肝失疏泄、气机阻滞、血行不畅则心胸闷痛；络脉失养则肢麻酸痛；阳亢化风则晕；浊脂积久可致血瘀、血液黏稠、留滞血脉。《灵枢·五变》载："血脉不行，转而为热，热则消肌肤，故为消瘅"，故血瘀可诱发消渴，导致痰浊互结，心脑俱病。诊为：胸痹、眩晕、中风先兆、消渴、痰瘀互结（冠心病、高血压、高脂血症、高黏滞血症、糖尿病）。治则：首当活血化瘀通络为主，利湿祛痰降浊为辅。采取丹红四物汤合导痰汤化裁，可使血行瘀去、痰瘀消减、降低血液黏稠度，达到脂降、邪去正安、消渴自愈之目的。处方：丹参30g、红花15g、当归15g、川芎15g、赤芍15g、山楂50g、三七粉5g（分3次药汁调服）、陈皮15g、半夏15g、瓜蒌30g、枳实10g、葛根25g、西洋参7.5g。

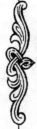

1999年11月29日复诊，服药共30剂。复查血糖9.7mmol/L、尿糖（±）、血胆固醇6.4mmol/L、甘油三酯3.5mmol/L，血液流变学各项检查均有下降。血压160/96mmHg，诸症改善，胸闷气短好转，仍守前方继投。2000年2月24日三诊，继续服药24剂。复查血糖8.8mmol/L、尿糖（±）、血胆固醇4.9mmol/L、甘油三酯1.2mmol/L、

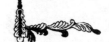

低密度脂蛋白 3.1mmol/L，均恢复正常。血液流变学检查各项指标显著好转，血压 144/90mmHg。心胸闷痛始未发作，血压稳定，头痛眩晕明显好转，肢麻颤消减，口干、乏力、汗出改善，大便通畅。但睡眠不实，仍宗前方减去瓜蒌，加珍珠母 25g、远志 15g，平肝潜阳，镇志安神。2000 年 5 月 30 日四诊，间断进药 18 剂，睡眠好转，诸症稳定，停药已 2 个月，复查血液流变学各项指标已正常，胆固醇 5.08mmol/L、甘油三酯 1.83mmol/L、高密度脂蛋白 1.4mmol/L、低密度脂蛋白 3.0mmol/L，血脂基本恢复正常。血糖 7.6~8.4mmol/L、尿糖 –。通过 6 个月间断服药治疗，除血糖偏高外，其他理化检查均趋于正常，收效显著。

按语：高脂血症是中老年常见病之一，形体丰满、肥胖超重者多发。本病与年龄、饮食、体质因素有关。高脂血症是引起动脉硬化的病理基础，而动脉硬化是诱发心、脑血管病的重要因素，两者相互联系。

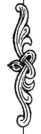

血脂增高多因为饮食不节、嗜食肥甘厚味、营养过剩导致痰浊内生。痰由阳虚而生，浊由痰所化，浊脂积久而致血瘀。《素问·经脉别论》曰："食气入胃，浊气归心。"凡饮食物之稠厚者，具有黏稠、涩滞、沉着的特点，谓之浊脂，与现代医学中的血脂含义极为相似，属于中医学痰浊、瘀血范畴。

血脂增高除饮食因素外（高胆固醇、高糖食物），与脏腑功能减退有关，主要是肝、脾、肾三脏。脾虚不能升清泄浊，精微不化，反生痰湿化浊；肝失疏泄，气机不畅，气滞则瘀；肾主二便，司排泄，泌清浊，与脂质代谢有密切关系。这种脂类代谢功能主要靠脾的运化（消化系统）。如果

脾气虚则运化无力，升降失调（代谢障碍），水谷无以化成精微（代谢失调），聚湿而成痰，故有脾为生痰之本之论。胖人多湿多痰，浊脂留滞血脉中，随气升降，周流不息。一旦血行不畅则痰浊与血瘀常互结为病。因其痹阻壅滞部位不同，所以出现不同的证候。如痹阻于心，则心胸闷痛憋气；痹阻于脑，则头胀眩晕；痹阻络脉，则肢体麻木（中风先兆）。

从生理来看，中老年人脏腑功能由盛渐衰，《素问·阴阳应象大论》曰："年四十而阴气自半也，起居衰矣。"近代有关资料报道，在 45 岁以上，血脂增高、患高血压病、血液流变学检查多项指标异常者，多发心脑血管病及糖尿病。因此，痰浊和血瘀是导致冠心病、高血压病、脑中风、糖尿病的主要因素。气为血帅，气行血行；气虚鼓动无力则血行不畅；气虚则浊脂留滞；气滞则血瘀内阻。痰浊与血瘀虽然是两种不同的病理产物，但二者亦是相互联系的。对此，前人早有定论，唐容川在《血证论》中说："血积既久，亦能化为痰水。"阐明痰浊与瘀血具有内在联系，可在一定条件下相互转化。在很多疾病中往往因气血运行不畅，体液代谢障碍而出现痰阻血瘀或血瘀痰阻的病理改变。综上所述，痰浊与血瘀是引发高脂血症的重要因素。同是致病因素，但两者临床表现症状不一，治疗亦异。从临床实际出发分为3 类。

（一）高脂血症（胆固醇、甘油三酯增高）

症见形盛体胖，中满腹胀，大便不实，眩晕心悸，倦怠无力，或肢节酸痛，形寒易感，舌体胖质淡苔薄，脉弦滑或沉缓，表现一派气虚痰浊证。此证多由饮食不节，内伤脾

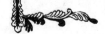

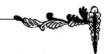

胃，精微不化，反生痰浊，滞留血脉所致。

治则： 健脾益气、利湿化浊，达到除脂祛垢，使血液畅通，防止血内脂垢沉积的目的。采用导痰汤加减。

处方： 陈皮、半夏、茯苓、枳实、制南星、甘草、生姜、泽泻、瓜蒌。常配人参、黄芪合用，可使脾气健运、精微得化、痰浊不生。方义：二陈行气利湿、除痰和中，为治痰之良剂；南星燥湿而祛痰；痰因气滞，气顺则痰消，枳实功专行气消积祛痰。全方祛痰利气，以祛顽痰胶固。配泽泻利水渗湿、泻伏水、祛留垢，具有阻止类脂质在血清内沉积之功；瓜蒌利气散结、化痰宽胸，具有降脂作用；人参、黄芪能促进机体新陈代谢，加速脂肪转化，既能使高密度脂蛋白升高、低密度脂蛋白降低，又能使血脂下降，效果尤著。

（二）高黏滞血症（血液黏稠度增高）

症见心胸隐痛，肢体麻木，嗜睡少神，脑后胀痛，面色红润，手掌暗红，舌质绛，舌有瘀点瘀斑，舌下络脉青紫，脉弦细或沉涩，表现出血瘀内阻证候。此证多由病久致瘀，气虚血滞，气滞血瘀，血行不畅，脉络失养，病久入深，营卫行涩而致以上诸症。

治则： 活血化瘀，行滞通络，促进血液畅通，使瘀滞不积，降低血液之黏稠度，使凝滞得通，浊脂得降，瘀血得化，达到血行瘀消、邪去正安之效。采取丹参桃红四物汤化裁。

处方： 丹参、桃仁、红花、当归、川芎、地黄、赤芍、山楂、三七。功能通利血脉、推陈致新，可使心络通，血行畅，浊脂降。

方义： 一味丹参饮，功同四物汤。丹参善破宿血，专生新血，促进脂类分解代谢，减少脂质在血中沉积，降血脂。

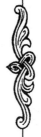

当归甘温养血、川芎辛温和血，芍药酸寒敛血，地黄甘平滋血，四物为补血之要剂。配山楂化饮食、消肉积、散瘀血、活血通脉、化瘀消脂，功效显著。对高血压、动脉硬化及降低血胆固醇和血液黏稠度，功效尤佳。三七具有增强冠脉血流量、降血脂之功，并有止血抗凝、抑制血小板凝集之用，常以煎汁冲服三七粉，收效显著。亦可伍用参、芪补气，加强机体新陈代谢，功效更著。

（三）痰瘀互结证

症见既有高脂血症的痰浊表现，又有高黏滞血症的血瘀证候。此证多由病久迁延致正虚邪实，心脑俱病。治疗仍以活血化瘀、利湿祛痰为主。方用二陈汤合桃红四物汤，二方合用可使血行瘀去，痰瘀消减，降低血液高黏度，祛邪以扶正，达到降血脂的目的。为防治动脉硬化、心脑血管病变起到重要作用。

辨证加减： 腹胀加莱菔子、金铃子；大便秘结加大黄、火麻仁；腰痛加杜仲、怀牛膝、补骨脂；脱发加何首乌；眩晕加菊花、荷叶；目不明加决明子、沙苑子；出血倾向加槐花；血糖高加地黄、麦冬、黄连、五味子；血压高加决明子、珍珠母、怀牛膝；不眠加珍珠母、远志。

治水必先治气
——论治肝硬化腹水立法四则

病案一： 贾某，男，62 岁。1989 年患乙肝，迁延不愈。1997 年发展形成早期肝硬化。1998 年 4 月 6 日来诊。症见：

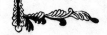

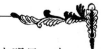

两胁胀痛，脘满纳减，神疲体倦，腹部胀大，腹水明显，小便不利，四肢消瘦，面色黧黑，舌色紫暗，脉象弦滑。肝功能检查：转氨酶89单位、血浆总蛋白59g/L、白蛋白29g/L、球蛋白30g/L，症状危重。

证系病变日久，气血耗损，毒邪留恋不去，情志郁结则肝失疏泄，络脉壅阻则胁痛腹胀；迁延不愈累及脾肾，脾虚不运，肾虚气化无力，导致水湿内停，营卫失和，正气日衰，正不胜邪，水湿日重，形成腹水。

诊为：臌胀、水臌（肝硬化腹水）。

治法：本病正虚邪实，不宜攻逐，宜缓图，益气血生化之源，待正气复、邪气微而收功。当益气行水、养血柔肝，取香砂六君子汤合四苓汤加减。

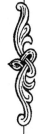

处方：西洋参7.5g、白术25g、茯苓25g、甘草10g、陈皮25g、半夏15g、木香7.5g、砂仁10g、猪苓25g、泽泻25g、泽兰20g、丹参25g、水红花子30g、黄芪50g、柴胡15g、枳壳15g、生姜12片。水煎服，日2次。

5月8日复查，经服药20剂，腹胀渐软，腹水消其大半，饮食增进，全身症状改善。效不更方，仍守前方随症略为增减。间断治疗，坚持服用6个月共84剂。11月15日复查，诸症明显改善，饮食增进，胃中和，纳谷香，腹水逐渐消尽，体力恢复，二便正常，面色转润，脉象和缓。复查肝功：转氨酶25单位、血浆总蛋白68g/L、白蛋白40g/L、球蛋白2.8g/L，倒置转正，其余各项检查均属正常。随访1年，病情稳定，未见复发。

方义：方内四君益气和中；二陈理气燥湿逐饮；加黄芪助气行水；香砂行三焦之滞气，使腹胀可消；伍四苓利水泻湿，腹水可除；配泽兰、丹参、水红花子化瘀行水，利水

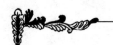

消肿力强；加柴胡、枳壳疏肝理气，调理气机。本方益气养血与行水化湿并用，祛痰与扶正并用，益气血，复化源，使营卫和，气血畅，痞块自消，腹水除尽，故收全功。但本虚标实证行瘀不可太过，以防出血之虞，桃红、棱莪之类用之当慎。

病案二：冯某，男，60岁，工人。

病史：5年前患肝炎，经间断治疗，始未痊愈。于去年冬天发觉两足肿胀，继之腹部逐渐膨胀，食减尿少，发展至肝硬化腹水。曾用利尿药，腹胀时轻时重，不见好转而来诊。

初诊：1980年8月20日，症见：面色晦暗，面颊鼻部红缕丝显见，时有齿衄，偶有低热。腹部青筋易见，小溲短赤，纳减便溏，脘腹胀满，食后更甚，矢气较舒，舌光少津，苔花剥，脉弦细兼涩。肝功检查：麝浊13单位、锌浊19单位、转氨酶69单位、黄疸指数12单位。

辨证分析：病始于肝病及脾，中焦不运，水湿内聚，肝失疏泄，气滞血瘀，湿瘀互结，形成腹大坚满，尿少短赤。又经反复通利，伤阴耗津，肝肾两损，水液代谢失调，津液不能输布，湿郁化热，故口干欲饮、小便不畅，久则湿瘀交阻，既表现肝肾阴虚之衄血低热，又有脾胃湿热内阻所致之腹部硬满，形成气水血壅结证。诊断：臌胀、肝水（肝硬化腹水）。治则：采取养阴利水、清热化湿佐以益气化瘀法，不宜施用补阴以助湿、燥湿而伤阴之剂。处方：猪苓25g、茯苓25g、泽泻25g、滑石30g、阿胶15g、泽兰20g、丹参25g、水红花子30g、茵陈15g、白芍15g、鳖甲15g、地骨皮25g、黄芪50g。方义：取其淡能胜湿，寒能胜热，降火行水，故以二苓甘淡渗脾肺之湿，茯苓益土可以制水；泽泻咸寒，泻肾经之湿，利而不伤阴；滑石甘淡而寒，通行上下

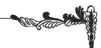

表里之湿，泻热不伐胃，气轻解肌热；阿胶补血养液，恐过利伤阴，保存津液也；伍用泽泻、丹参、水红花子化瘀行水，消水功专；加茵陈清利湿热，白芍养血和营，配鳖甲、地骨皮滋阴退热，功能止衄；加黄芪补脾肺之虚，以助利水之力。全方使水道通利，邪热湿郁随之消除，以达祛邪扶正消水之目的。

9月15日复诊，服药12剂，腹胀减轻，小溲通利，尿量略增，精神好转，仍宗前方继服。11月20日三诊，守方略有增减，共进40剂。腹部坚满显著改善，腹部柔软，尿液增多，每日2000ml左右，腹水减其大半，饮食增进，纳谷渐香，齿衄止，低热退，大便尚可。但久病气虚，仍头昏乏力，辨证为气阴两伤。仍宗前方减去茵陈，加太子参20g补气益血生津，继服。12月15日四诊，间断服药14剂。经超声检查腹水基本消退，腹肌柔软，腹胀消，腹筋隐见，纳谷日增，二便正常，病情稳定。腹水虽然消尽，但肝病日深，真气大伤，营卫不足，气血待复。肝病后期治法应以扶正为要，调理脾胃、养血柔肝为宜。脾健则血足，血足则肝柔，巩固疗效以防复发。采取八珍汤补益气血，合黄芪建中汤以复诸虚不足。

处方：太子参20g、白术15g、茯苓15g、甘草10g、当归15g、川芎15g、熟地15g、黄芪50g、桂枝5g、苍术15g、陈皮15g、砂仁7.5g、大枣10枚。水煎日2次服。继服12剂，诸症悉平，饮食增进，精神如常，体力恢复，临床痊愈。追访2年，状况稳定，腹水消尽，肝病一直未发。

按语：同是肝硬化腹水，因其病机不同，症状有别，而治法亦异。一是肝病日久，累及脾胃，脾虚不能制水而水泛，气虚失运，精微不化而湿停，导致水湿停聚，表现

为腹部膨胀，按之软如水囊，病变在脾（病案一）；一是肝失疏泄，气机阻滞，气滞则湿阻，湿阻则血瘀，形成湿瘀互结，表现为腹大坚满，青筋显露，病变在肝（病案二）。治则一是益气健脾、化湿行水；一是理气化瘀、养血柔肝。总之，以治水必先治气为原则。肝硬化病久根深，正气虚衰，精气被夺，形成腹水，始终存在正虚邪实证，因而治疗不宜攻逐之峻剂。凡逐水、泄水十枣舟车之剂，损阴耗气，克伐真元，用之当慎。扶正祛邪为正治，缓图可以收功。治病必求本，只要审证准确，选方精当，切中病机，收效甚速。

肝硬化继发于肝炎之后，或由肝炎失治而致，累及脾肾，三脏俱病。精微不化，浊阴不降、气、血、水互结，形成臌胀。倘能早期治疗，尚有生机，若病久根深，堪难奏效。当此之际，治标治本是决定肝硬化转化的关键。查老认为治本这一环尤为重要。如果治标，势必予利水、逐水、泄水之峻剂，此法虽取效一时，但真气大伤，病邪甚矣，且成虚虚实实之弊，病多难愈，对病势急务须攻泄取效者，应审慎从之，不忘泻实当顾虚、补虚勿忘实之训。可攻补兼施，遵"衰其大半而止"的原则，方不致误。

查老论治肝病立法有以下四则。

（一）调理脾胃

脾胃是精气升降之枢纽，气血生化之源。气足则脾健，脾健则血足，血足则肝柔。经云：见肝之病，当先实脾。厥阴不治，求之阳明。建立中气则气血充盛，升降有序，岂能聚湿停水？若妄投攻伐，损伤脾胃，百病由生，病深多变。治疗必从中焦着手，常以香砂六君子汤、黄芪建中汤化裁，

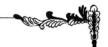

加焦三仙、鸡内金，辨证施用，多收良效。

（二）疏肝理气

经云："百病生于气也。"丹溪指出："血气冲和，百病不生；一有怫郁，诸病生焉。"肝疏泄正常，气机通畅，气血充盛，肝脉得养，何病之有？若肝失疏泄，气机阻滞，气病及血，导致肝郁。肝郁脾气受其制，健运生化乏源，日久病深，由实致虚。缠绵难愈是肝硬化的发展规律，符合肝常有余、脾常不足之论点。用药之道，所贵者务求切病，"木郁者达之"，逍遥散是个较好的方剂，疏逆和中，使肝气条达，运用得当多以济人。可随症适当加鸡内金、金铃子、青皮、香附等，可制止肝病的发展，促进肝功的改善，确有功效。

（三）培补肝肾

肝肾同源，肾水不足，肝失濡养，或肝郁化火，耗损肾阴，二者相互影响。若肝病迁延，营阴暗耗，病势深化，临床常见腹大坚满，齿鼻时衄，小便短赤，或低热黄疸，面色晦滞，舌绛少津，脉多弦细，形成湿热壅阻、气阴两伤证。每用甘露饮或猪苓汤加减以达清热化湿、养阴利水之功，独得其效。加首乌、白芍滋肾养肝；出血加旱莲草、黄柏滋阴益肾，凉血止血；低热加鳖甲、地骨皮滋阴潜阳以退热，效果甚佳。

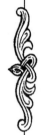

（四）养血柔肝

肝病久不愈，则致邪盛正虚，气虚血滞，出现腹大胀满，甚则腹部青筋显露，小溲短少，舌红绛少津，胁下痞块形成。治疗：一是祛邪扶正，采取和血化瘀、益气行水之法，用丹参四物汤，加泽兰、益母草、水红花子化瘀行水、利湿消水，倍

加黄芪益气扶正。但行瘀不可太过，以防出血之虞，应与补法相兼合用。二是扶正祛邪，益气血，复化源。用八珍汤加黄芪、丹参补气血；砂仁、陈皮、莲肉健胃和中、复化源，缓图以收功。使营卫调和，气血通畅，癥块自消。兼服胎盘粉疗效更佳，可增加血浆蛋白，改善肝功能，可收事半功倍之效。

治病必求本——中风后遗症的论治

病案一： 赵某，男，58岁，医生。素有高血压病史，一日晨起劳动，下肢发软，突然跌仆，神志昏迷，呼之不应，闭目鼾声，左半身不遂，急送医院，血压160/100mmHg，瞳孔散大，对光反射存在，脑脊液呈均匀血性，诊为脑出血。经1周急救昏迷复苏，但语言不利，左半身不能活动，二便不能自理。经月余住院治疗好转出院，来中医就诊。1981年2月10日初诊，初诊检查：面色红润，神态呆板，舌不能伸，舌尖右斜，舌质绛苔薄，舌强言謇，脉象弦细，左半身瘫，大便秘，血压176/102mmHg。此属肝肾阴虚，阳亢化风，使气血上逆之中风闭证。虽经急救好转，但风阳上扰、痰阻窍络致舌强难言，经络痹阻致肢废不用。治当潜阳息风、祛痰通络，采取天麻钩藤饮加减。处方：生石决明25g、生牡蛎25g、钩藤35g、桑寄生15g、怀牛膝25g、夜交藤25g、夏枯草15g、远志15g、菖蒲15g、橘红15g、胆南星10g、僵蚕10g。水煎服，日2次。

3月15日复查，经治1个月，进药20剂。已下床挂杖活动，但步履沉重拖行，问语能答，但语迟舌强，吐字不清。血压150/90mmHg。仍宗前方加鸡血藤、红花以助化瘀

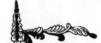

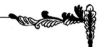

通络之力。佐加槐花25g以防出血，配以针灸治疗，经3个月诊治，神清语复，弃杖坚持行步，二便自理，诸症平复。

病案二：黄某，男，67岁，退休工人。素有高脂血症病史。2周前左上肢酸麻不能高抬，逐渐下肢沉重，晨起下床时突发肢体不用，舌强语迟，遂往医院就诊。1989年4月4日初诊，症见：形体丰腴，搀扶入室，气弱懒言，舌强语迟，神情淡漠，舌淡润边有瘀斑，脉弦缓兼涩象，左侧肢体偏瘫不用，血压146/96mmHg，眼底检查示眼底视网膜动脉硬化，脑脊液检查无异常。诊为：脑血栓形成。证属年老体弱，气虚血滞，闭阻经络，发为中风偏枯，肢瘫不仁。治宜益气养血，化瘀通络，取补阳还五汤加减。处方：当归15g、川芎15g、赤芍15g、地龙15g、桃仁15g、红花15g、黄芪60g、怀牛膝25g、鸡血藤25g、豨莶草15g、桂枝5g、生姜12片、大枣7枚。水煎服，日2次。

服药15剂，5月4日复查：精神略振，面色转润，能自主缓步活动，肢体瘫软显著好转。按前方继服，随症略有增减。经治3个月，神清语正，步履如常但缓慢，诸症基本恢复。

病案三：张某，男，61岁，退休工人。有高血压史。平素面红目暗赤，四肢厥冷，夏天绒衣加身。5天前因情绪激动，右半身活动不灵，口流涎，猝然舌强不语，小便失禁，呈半昏迷状态，遂送医院急诊，血压178/102mmHg，眼底动脉硬化，右侧肢瘫，诊为脑出血。经急救用药和针灸治疗，昏迷好转，但舌暗不语。1989年6月20日初诊。症见：形瘦，四肢逆冷，舌淡润，脉细无力兼涩结，舌强不语，右侧半身不遂。病析：此属年迈气虚，将息失宜，真阴失守，孤阳暴越，忽而昏愦，发为中风不语。治当培补肝肾，以敛浮越之阳，采用地黄饮子加减。处方：熟地25g、枸杞20g、

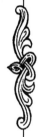

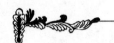

肉苁蓉 15g、石斛 15g、麦冬 15g、五味子 10g、菖蒲 15g、远志 15g、炙附子 7.5g、桂枝 5g、破故纸 7.5g、淫羊藿 10g、生姜 12 片、大枣 7 枚。水煎服，日 2 次。方义：熟地、枸杞培养肾阴；麦冬、五味子保肺益水源；破故纸、淫羊藿益肾阳；桂、附引真阳之火归于肾；菖蒲、远志补心通肾，使水火相交，精气复而风火自熄。

7 月 20 日复诊，进药 20 剂，四肢转温，面红略退，能言但吐字不清，血压下降到 150/92mmHg。仍宗前方，减破故纸、淫羊藿，加胆南星 7.5g、茯苓 15g 继服。经治 4 个月，用方随症增减，舌喑恢复，诸症平复，能自行步履活动。

病案四：李某，女，65 岁，退休干部。近来自觉肢体麻，于 8 天前起床时突然头晕目眩，神志尚清，逐渐左手动作不灵，口齿不清，右侧面瘫，舌不能伸，口流涎，吞咽困难，中风失语，血压 180/90mmHg。遂入院治疗，诊为脑血栓形成，1990 年 2 月 5 日邀中医治疗。症见：形盛体胖，神志呆滞，不自主哭笑，口流涎，舌强语謇，舌胖边有齿痕，苔薄腻，脉象弦滑。证属形盛气虚、痰湿内伏。素嗜厚味，聚湿成痰，化热生风，风痰上扰，发为中风。痰阻窍络致舌喑不语；痰邪阻滞经络，故体重肢麻，偏瘫不遂。此乃痰热生风、喑痱不语证。治当豁痰通窍、化湿息风。采取涤痰汤加减。

处方：半夏 15g、牛胆星 7.5g、橘红 25g、枳实 15g、茯苓 25g、菖蒲 15g、远志 15g、竹茹 10g、甘草 10g、生姜 12 片、僵蚕 10g。方义：二陈燥湿而祛痰；菖蒲、远志开窍，以通心肾；枳实利气消痰；竹茹清燥开郁；胆星、僵蚕祛痰息风，使痰消火降风自熄，湿化窍通舌柔而喑自复。

经治 1 个月，3 月 10 日复查，服药 20 剂，神情略振，口涎减少，面瘫舌强改善，能吱唔半语，咽下功能恢复。继

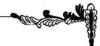

续按原方略有增减。继进 30 剂，以善其后。5 月 6 日复查，舌暗显著改善，诸症平复。

随症加减用药：口眼㖞斜加全蝎、僵蚕、天花粉；神呆加菖蒲、莲心、何首乌；语言涩滞加菖蒲、远志、郁金；高血压加怀牛膝、石决明、生牡蛎、川芎；肢麻不仁加鸡血藤、豨莶草、桑枝；小便失禁加五味子、覆盆子。

按语：中风是老年常见病之一。具有发病突然、病势重、变化快，伴意识障碍、语言不利、肢体瘫痪，死亡率高的特点，又称为"卒中"。通过急救措施复苏后，仍可能留有不同程度的后遗症。运用中药调理气血、疏通经络，改善脑部循环，促进病灶的恢复，具有较好的疗效。

中风后遗症多见 3 种证型。

（一）阴虚风动，肝阳上亢证

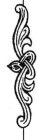

在发病前多有眩晕（高血压），或一时性昏倒、肢麻肉颤，突发半身不遂、语言不利等。此证多由肝肾营阴耗损，虚风内动，或痰浊阻络，突发中风。治宜潜阳息风、化痰通络，常以天麻钩藤饮加减，适用于高血压动脉硬化者、中风先兆者、风中经络者，用之多效。

（二）气虚血滞、闭阻脉络证（缺血性脑中风）

本证在发病前多出现心悸气短，肢麻无力，舌绛，舌下络脉色紫，脉多见迟涩或结代，多为突发偏枯或中风内闭复苏后留有偏瘫不仁者。此系年迈气血流行不畅，正虚气衰，瘀阻脉络，发为中风。治当益气养血、化瘀通络，当用补阳还五汤加减，使气充血行，改善脑部血液循环，促进病灶的恢复。凡因气血虚衰导致偏枯不仁者，本方是一个理想的方剂。

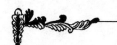

（三）舌喑不语、中风失语证

本证表现舌强语涩，口流涎，神呆，舌绛。当辨虚实两证，一是肝肾亏损，精气不能上承窍络（虚证），治当培补肝肾，用地黄饮子加减；一是湿浊内蕴，痰阻窍络（实证），治当祛痰化浊，用涤痰汤加减。

中风一证，虽经急救复苏，但留有后遗证，短期不能恢复。若调养失宜，更有复中之可能。因此，在未发病之前，有中风之预兆者，若能及时注意、加强防治，中风是可以避免的。有关中风前兆，前贤论述很多，如朱丹溪说："眩晕者，中风之渐也。"李东垣说："凡人年逾四旬气衰之际，或因忧喜忿怒伤其气者，多有此疾。"李用粹《证治汇补》载："平人手指麻木，不时眩晕，乃中风之兆……"这些经验之谈是值得借鉴的。本病与饮食起居、内伤虚损、五志过极以及年龄、体质有密切关系。因而宜慎起居、节饮食、远房帷、调情志、息嗔怒、勿贪酒，可作预防中风之戒训。本病特点是猝然昏倒，失语肢瘫，乃内风僭动，非为外风直中也。虽有大秦艽汤、小续命汤之治中风，然其适于"络脉空虚，外邪乘虚入中"，并非适用"内风"引起的卒中。因大秦艽汤中"二活"、防、细之辛燥性温；小续命汤之桂、附、麻、防辛性燥热，皆为助阳耗阴、灼营动血之品，只能加剧气血之升腾，促其病变的发展。

益火之源——改善慢性心衰的论治

病案一：王某，女，64岁。心跳气短，活动后加重已

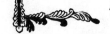

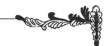

10 余年，1991 年 10 月 20 日来诊。现病史：近 2 年心慌气短加剧，下肢浮肿，尿少，不能安卧，卧则欲起。症状逐增，形寒肢冷，感冒反复发作，诊为风心病、慢性气管炎、肺心病。曾用地高辛及利尿剂等治疗，症状略为缓解，但不巩固，症状反复，心慌加重，尿少浮肿，气短不续。症见：面色晦滞，两颧紫红，二目少神，气息短促，神情倦怠，口唇青黯，舌胖边有瘀斑，指端凉甚。肝大（肋下 2cm），质硬，脉频见促代。胸透右肺下叶散在斑点，两肺门增大。病析：慢病日久，反复发作，心肺两损，正虚可知。心失血养而悸；肺失宣降则喘；心阳衰不能下交于肾，水湿不化则尿少浮肿；阴盛于内则形寒肢凉。卫气虚则易感，水凌心肺，胸阳被阻，气机不利则咳逆倚息，不得安卧，唇青颧紫，舌有瘀斑，胁下痞块，乃气虚瘀阻之象。气血失调，脏气衰败则脉促代频见。诊为胸痹、怔忡，心阳衰竭证（风心病、心衰）。治宜温阳益气、化湿利水。

处方：炙附子 10g、白术 25g、茯苓 25g、赤芍 15g、生芪 50g、五加皮 25g、细辛 5g、桂枝 7.5g、五味子 10g、党参 20g、甘草 10g、生姜 12 片。

10 月 30 日复查，服药 6 剂，尿利肿消，气喘改善，能平卧，但下肢浮肿仍在，饮食无味，大便溏薄。仍守前方加砂仁 10g、佩兰 10g 以温中和胃；加苍术 15g、防己 15g 以燥湿。继进 6 剂。11 月 12 日复查，心衰改善，诸症平稳，肿消喘平，气息匀调，已能平卧，心悸得安，尚能下床活动，但下肢踝关节微肿。仍按前方略有增减，继服 12 剂。食欲增进，症状基本消失，肢凉转温，尿液通畅，治愈出院。

病案二：张某，女，59 岁。平时心慌气短，每逢节气变化则咳喘发作，已 10 余年。2 周前感冒，咳喘复发，气

短不续，活动尤甚，咳逆倚息，痰多白沫，心悸不宁，面肢浮肿，尿少便稀，形寒肢凉，胸脘痞满，不欲饮食，面色晦滞，两目如脱、少神，呼吸喘促，两肩耸动，语言断续，额汗出，指端凉，口唇青，舌下络脉色紫，下肢肿甚，右胁下肝可触及，脉微欲绝，频见涩结。胸透：心脏主动脉略突，两肺纹理增强。曾用强心利尿、平喘祛痰药，症状一时缓解，但停药后病情立见反复。诊断：肺气肿、肺心病。邀中医治疗。1992 年 11 月 2 日初诊。病析：素有咳喘宿疾，久延不愈，肺气已虚，卫阳不足，故遇寒则发；气血虚衰，心脉失养则心慌气短；病久心阳虚衰，不能下交于肾，水湿不化则肿，上凌心肺，故心下悸动，喘逆加剧，倚息不得卧；湿浊中阻则胸闷不食；升降失调则腹胀便稀；阳气不复，血行涩滞，故口唇青，冷汗出，四肢凉，此属阳气衰微证。诊为：喘证、痰饮、水气、心阳欲竭（肺心病、心衰）。治宜温阳行水、化饮平喘。

处方：熟附子 10g、茯苓 25g、白术 25g、赤芍 15g、黄芪 50g、桂枝 10g、细辛 10g、五加皮 25g、车前子 25g、杏仁 10g、陈皮 15g、枳壳 15g、生姜 15 片、五味子 7.5g。服药 6 剂。

11 月 12 日复查，湿化水行，浮肿消半，喘逆略平，尚能安卧，尿量增，心悸安。但下肢浮肿较为明显，活动时仍心慌气短。仍宗前方加远志 15g 安神祛痰、防己 15g 祛湿利水。继服 9 剂，复查心率 76~80 次 / 分、律整，喘平肿消，尿液通畅，四肢转温，口唇转润，食欲思进，亦能安卧，心衰改善，诸症平复，治愈出院。

按语：查老认为慢性心衰的发展系正虚邪实、心肺两损，最终精气被夺，出现心阳衰竭之重证。心衰病机，其标在心，其本在肾。故治疗采取温肾阳、益心气是治慢性

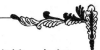

心衰的最佳法则。"因其衰而彰之"是本病立法之旨。本方在于温补，温补可以化气，从而达到阳复阴化、水行悸安的目的。盖风心病及肺心病两病机理，一是外邪内侵，留恋血脉，内舍于心，心阳受累；一是内伤痰饮，肺气先伤，痰浊壅塞，水邪内伏，累及心阳。虽然两证始发病因不同，但殊途同归，最终转归心阳衰竭则一。阴胜则内寒、阴胜则阳病是慢性心衰的规律。治以温阳益气。

心力衰竭是临床常见重症之一。查老在多年医疗实践中运用温阳利水、益气化湿法治疗慢性心衰屡见成效。

诊断依据： 素有各类心脏病反复发作史，临床以心悸、脉疾数或结代、咳喘气短不续、活动后加重、浮肿下肢为重、口唇青紫、颈脉动、肝大等症状为主。怔忡、水肿、气喘是心衰的主要特征。怔忡（心悸）是心脏跳动不安的一种症状。这种跳动往往上至心胸，下达脐腹，心中惕惕然动摇不静，其作无时，心动不宁，多呈持续性，多为器质性心脏病。引起怔忡之因多与气虚、血少及停饮有关。气虚则心下空虚，内动而悸；血少则心失濡养，不安而悸；水气凌心，心阳被遏，皆能成悸。此三者是导致怔忡的主要因素。水肿是慢性心衰的主要表现，而心衰水肿常与气喘并见，出现咳逆倚息，短气不得卧，其形如肿。肺司呼吸与肾有关。肺主气、肾主水，在肺则喘、在肾则肿，其标在肺、其本在肾。《素问·水热穴论》曰："故水病下为胕肿大腹，上为喘呼，不得卧者，标本俱病。故肺为喘呼，肾为水肿。"清楚阐明了肿与喘的关系。

治则与方剂： "病痰饮者，当以温药和之""形不足者温之以气"的理论对控制心衰、改善循环具有指导意义。本证立法重在温阳益气、化湿利水。宗真武汤为基础加黄芪、桂

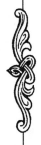

枝、细辛、五加皮、丹参、人参、五味子，名为抗衰温化汤。方义：真武之温热壮肾阳、司气化、散寒邪、化水湿，上助心阳以通脉，下助肾阳以益火；加黄芪益气利水，桂枝温阳化水，细辛平喘行水，五加皮消肿祛水，水去则悸安；加人参益心气，五味子敛肺气，使心肺得补，肾阳得复；加丹参改善循环，控制心衰，使阳复阴化，气化水行，肿消悸安，功效显著。

查老的多年医疗实践表明，运用真武汤化裁对改善循环、促进代谢机能、制止心衰的发展具有明显的疗效。本病具有瘀血内停的证候，但治疗应取何法为宜？是温阳益气固其本，还是活血化瘀治其标，为辨证施治的主要环节。查老认为首先以扶正为主，正复则邪去，气充则血行。若心衰尚未改善，切不可化瘀攻邪，徒伤其正也。正气愈虚，气血愈难复，邪气侵凌导致病势恶化。待心衰控制后，在益气的同时兼以化瘀，攻补兼施，尤为必要。

温病学说——论治病毒性心肌炎

病毒性心肌炎继发于病毒性感冒者居多。常见于 15 岁以下的儿童，但近年来青壮年发病亦屡见不鲜。

临床特点：有上呼吸道病毒感染史，或低热不解，相继出现心悸气短、心胸闷痛、神疲乏力等。理化检查：谷草转氨酶、乳酸脱氢酶升高；心电图：心律不齐、房室传导阻滞、心动过速或过缓，可考虑病毒性心肌炎。

多年来查老根据"温邪上受，首先犯肺，逆传心包"之理，指导本病论治，取得可喜的效果。本病多由外感时邪而

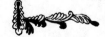

诱发，由表及里，热耗营阴，毒热内陷，或伏邪内发，心肌受损，肺心同病，是其病变规律。尽管其症状复杂多变，临床常见三种证型。

1. 毒热内蕴（初期、急性发作期）

有上呼吸道感染症状，发热咽痛，心悸气短，胸部隐痛，心烦不寐，或怔忡不安，舌质绛红、脉细数或结代。多由温邪内侵，病毒犯肺，内伤心营，心肌受累而致。治法常依"邪热入营、舌绛红，清营汤主之。"采取清热解毒、养阴益心之法，宗以清营解毒汤，药用金银花、连翘、鱼腥草、板蓝根、射干清热解毒利咽，控制感染；生地、玄参、麦冬、丹参养心阴、保津液；竹叶、莲心、黄连清心除烦、宁心安神、功效尤佳。

2. 气阴两虚（心律不齐）

表现心动悸、怔忡不宁、心胸隐痛，或低热汗出、心烦不眠、神疲乏力，舌质淡红、脉细数无力或结代。由于邪热久羁，迁延不愈，耗伤气阴，故心中动悸，真气内虚是其病机。治法常依"热邪深入，或在少阴，或在厥阴，均宜复脉汤"，治以益气养阴、宁心复脉之法。采取复脉汤化裁，药用炙甘草、生地、麦冬、西洋参、桂枝、阿胶、炒枣仁、苦参、葛根、白芍、大枣、生姜。全方养血生津、通心复脉、补肺养心。气充则脉复，对气虚血少之心动悸、脉结代以及真阴内虚之脉微欲绝、气短多汗者可复其津液，使营卫调和，悸可安，脉可复，用之多验。

3. 气血亏损（末期、恢复期）

表现汗出心悸，气弱乏力，动辄尤甚，午后微热，虚烦不寐，面色淡白无华，舌淡红，脉沉细无力或结代。由于邪气始退，正气待复，气血两衰是其病机。治则据《难经·十四难》之"损其肺者益其气；损其心者调其营卫"，当益气血，和营卫，复化源，固本培正。脉得气则充，常以生脉散加强益气复脉之功。合当归补血汤滋阴养营、大补气血，加芍药、桂枝、大枣调和营卫。全方补不足，使心悸得安，改善结代，达到益气扶正的目的，功效甚著。

随症加减：心动过速减五味子、桂枝，加柏子仁、生地养血宁心；心动过缓加炙附子、桂枝、细辛温阳益气；不眠加龙齿、灵磁石、百合镇静养阳以安神；心胸闷痛加三七粉（冲服）、红花行瘀开痹；咽喉痛加鱼腥草、射干清热利咽；胸闷憋气加葛根、丹参改善微循环；关节痛加防己、苍术祛湿止痛；咳嗽加枳壳、前胡理气祛痰。

系统性红斑狼疮的证治

病案：刘某，女，35岁，干部。1972年9月18日初诊。主诉：发热1年间断不退，全身肿胀，关节剧痛。现病史：1970年公出南方，面部起红色晒斑3~4片，发痒。认作天热日晒或过敏而致，当时未介意。于1970年10月开始发病，恶寒发热，关节痛，身沉重。逐渐两下肢血管肿胀、踝部肿痛，继之蔓延及足背及腕关节，局部血管膨胀肿起，突出皮肤表面如核桃大。经某医院检查，按风湿治疗无效。症状日渐加重，全身关节肿痛，发热37.5~38℃。1971年5月20日发热，活动困难，遂去某医院检查，诊为脉管炎，治疗无效。病情逐渐发展，全身血管肿胀，手足肿胀不能行，发热加剧。经多方医院检查，诊为：游走性脉管炎、多发性静脉炎、类风湿性关节炎等。经治无效。后经某医院诊断为败血症，入院治疗。肝功及尿检均有明显改变，多方治疗效果不佳，病情危重，后经多家医院会诊，确诊为系统性红斑狼疮。住院 1 年病情不见好转。全身肿胀益甚，不能起床，高热愈烈，体温 38~40℃之间，意识蒙眬，几次昏迷，嘱其家属安排后事，静滴不能注入，饮食锐减，气乏声低，全身肿胀欲裂，皮肤绷紧，遍身关节烦痛，如针刺感，病情危重，特邀会诊。

1972 年 9 月 18 日初诊。四诊检查：步履艰难，背负入室，颈项围巾紧围，时值九月，棉衣加身，痛苦面容，伏案呻吟，气乏不欲言语，头面浮肿，目不能睁，全身肿胀，皮肤绷急欲绽，关节烦痛不可忍状，头重眩晕，恶心欲吐，神志朦胧，颈项发强，胸脘痞闷，食少纳呆，尿少短赤兼有涩痛，舌体胖大，舌苔灰黄厚腻，两脉弦滑兼数而有力，壮热。每日服大量激素。

病析：病前于南方伤湿内伏，后于北方复感寒邪，内伏湿邪与外感寒邪两相搏结，酝酿成湿热。始则发热恶寒，身重关节痛。湿淫于内，郁久化热，湿热留恋，蔓延三焦而致遍体肿胀。湿热相搏则肢节烦痛，湿著太阳经则头项腰脊痛；湿伤太阴则肩臂痛著；湿著阳明，从热所化，故一身尽痛；湿郁而为热则壮热不解；湿邪重浊则下肢沉重不移；因于湿则头如裹；清阳不升，浊阴上冒则头目昏沉，神志蒙眬；湿邪阻胃则恶心呕吐，食少纳呆。《内经》曰："诸痉项强，皆属于湿"，"诸病胕肿，痛酸惊骇，皆属于火"。湿热之邪侵淫日深，波及表里内外，故全身肿胀显著，此乃湿热并重、湿热互结证。诊断：湿热病（湿热胶结）。治则为清热利湿，使湿除热去而痛减。采取当归拈痛汤加减。

处方：当归 15g、川羌 15g、防风 10g、荆芥 10g、茵陈 30g、知母 20g、黄柏 25g、苦参 15g、茯苓 25g、猪苓 25g、

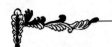

黄芩 10g、银花 50g、连翘 25g、防己 15g、苍术 15g。水煎服，日 2 次。

1973 年 3 月 10 日复查，服用 8~10 剂后，关节痛减，体温降至 38℃左右。服 20 剂，体温降至 37.0℃左右，继服 30~40 剂，体温恢复正常，激素逐减至完全停用。全身肿胀消退，关节肿痛大减，四肢伸屈自如，食欲思进，饮食日增，尿量增多，时有色赤混浊、沉淀有渣，腰酸痛。但皮肤散在丘疹，呈片状血性皮疹，发痒，多发于背及胸面部，时愈时起，肿胀基本消失，体力逐渐恢复，自己能行动，现已出院。症见：面部虚浮，晦滞不泽，舌绛边有齿痕，苔薄黄，脉弦缓而细，下肢轻微肿胀，胸腹腋部肿消，肌纹遗痕显见，尿混浊，身重腰痛，带下频多，肢乏少力。尿检：蛋白（±）、红细胞 2~5 个 / 高倍视野、白细胞 10~15 个 / 高倍视野，肝功：浓碘（±）、麝浊 8、锌浊 15、转氨酶正常。分析：通过坚持照方服药，使热清痛止，湿利肿消，诸症显著改善。但湿为阴邪，黏腻难除，缠绵不愈，湿留则身倦肢重；湿性趋下，故下肢浮肿时起；湿邪下注则带下频多；尿少涩痛、尿液混浊多属于热；湿久伤阳，清阳不升，故面色晦滞，虚乏少力。仍属湿热余留，蕴结下焦之证。治法：仍守前法略为增减，清除余热、涤荡湿邪，促进正气恢复，并应注意肝功、尿检的变化。处方：当归 15g、川羌 15g、茵陈 35g、知母 15g、黄柏 15g、苦参 10g、黄芩 10g、猪苓 25g、银花 50g、连翘 25g、旱莲草 25g、苍术 15g、炙军 7.5g、甘草 15g。守方继进 36 剂，经 6 个月治疗，使热清湿化、肿消痛减、余邪消尽，诸症平复。1974 年 6 月初趋家访问患者，表现精神充沛，神清气爽，谈笑自如，胃气已复，饮食增进，口和不腻，睡眠

尚少，二便正常，体力复原，动作轻便，可适应一般劳动。肝功复查各项均正常，尿常规多次检查无异常。随访6年无反复。

按语： 据本病临床表现，系属中医学湿病范畴。湿是外感六淫之一，此为外湿，而内脏功能失调之脾虚亦可致湿，此为内湿。朱丹溪指出："六气之中，湿之为病，十之八九。"说明湿之为病临床较为多见，发病有其广泛性。其病因主要是感受湿热毒邪，或由脾湿不化而发病。吴鞠通说："内不能运化水谷之湿，外多感时令之湿。"这说明内有湿饮，外感寒邪，两相搏结，可酝酿成湿而发病。总之，不论外湿致病或内湿发病，必于人体正虚条件下才能发病，即"邪之所凑，其气必虚"之理。

湿热病属阳明太阴经者居多。《湿热病篇》曰："故湿热之邪，始虽外受，终归脾胃。"说明湿热病不论客邪外入或伏邪内发，均伤中焦脾胃。若热邪偏重，邪从燥化，则归于阳明；湿邪偏重，邪从湿化，则归于太阴。脾胃二经是湿热病理变化中心，湿胜则肿，湿郁则热，热胜则痛，肿、热、痛是本病的特征。湿热合邪，日久病深，壮热炽盛，烦痛重著，说明湿热之邪不只在一经一脏，而是充斥表里内外脏腑，蔓延三焦，淫溢遍身为肿。湿在上焦则头重昏沉，神志蒙眬；湿在中焦则脘腹痞闷，呕逆不食；湿在下焦则跗肿带下，尿少淋涩。湿伤表则寒，滞里则热，湿著肌腠则身重。薛生白《湿热病篇》指出："太阴之表四肢也，阳明之表肌肉也，胸中也，故胸闷为湿热必有之证。四肢倦怠，肌肉烦痛，亦必并见。"分析确切明了，正合本证病理变化。

有关治疗，历代医家多有发挥，归纳有三，一化二清三

攻。化者苦温芳化，适于湿病初起湿重者；清者清利湿热，适于湿从阳化热或湿热互结者；攻者攻下也，适于邪从燥化，湿滞下焦者。湿重于热以治湿为主，热在其中，湿去则热退；若热重于湿者，以苦寒治热为主。本病例系湿热并重、湿热胶结证，故采取清利湿热法，用当归拈痛汤而收全功。

泌尿系结石的证治

病案一：李某，男，49岁。1976年10月9日初诊。主诉：今天下午二时，正在学习中，突然腰痛，逐渐加重，不能移动，痛出冷汗。去医院外科急诊，经检查诊断为肾结石，注射镇痛剂，转中医治疗。症见：形盛体胖，表情痛苦，坐立不安，腰胁剧痛，呈持续性绞痛，痛苦难忍，额出冷汗，面色苍白，尿少涩痛短赤，舌绛红，苔薄黄腻，脉弦细兼涩，右侧肾区叩击痛（＋），痛引脐腹，尿蛋白（＋）、红细胞20~25个/高倍视野、白细胞5~8个/高倍视野、血常规示白细胞总数 12.6×10^9/L。分析：形盛体胖而多湿，湿积久而化热，蕴结下焦，使肾与膀胱气化失调，水道不利，导致尿少不利而涩痛；湿热久恋，灼炼阴液，浊质凝结形成砂石。腰乃肾府，邪实在肾，故腰痛剧烈难支，脉弦主痛，涩主瘀滞不行，不通则痛。诊为：砂淋、石淋。治法：化石通淋，清利湿热。

处方：金钱草50g、海金沙15g、鸡内金20g、石韦20g、木通10g、滑石30g、冬葵子20g、草薢20g、菖蒲15g、甘草10g。投药6剂，1日2次服。经X线摄片显

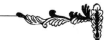

影，发现右肾有一结石块影，约 0.4cm×0.5cm 大小。诊为肾结石、肾盂积水。因不同意手术，仍继服中药观察。继进 6 剂。

11 月 1 日二诊，临床表现：右侧腰胁部沉重不适，阵发绞痛，兼脐右侧腹部抽痛，尿少色赤不畅，头昏呕逆，苔薄腻，脉弦细而涩。仍宗前法化石通淋。照前方加郁金 25g、怀牛膝 25g。

12 月 20 日三诊，服药 20 剂，腰部绞痛缓解，脐右侧腹部阵痛改善，日 3~4 次。但尿液混浊，尿量较前增多，苔薄不润，脉弦缓，预示结石下移之势。出冷汗，四肢不温，为阳气衰微之征。仍守前方加桂枝 7.5g 以温经化气。

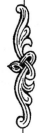

1 月 11 日四诊，服药 10 剂，腰腹部痛大减，剧痛未发，尿液正常。在泌尿科住院复查，肾盂逆行造影见右肾积水消失，因无其他不适，暂停中药并上班工作。一日忽排尿中断，尿道不畅堵塞感，尿红混浊，阴茎涩痛，小腹弦急胀坠。尿检：红细胞 1~2 个 / 高倍视野，白细胞 5~8 个 / 高倍视野，苔薄白，脉弦缓而细。为湿热郁结，下注膀胱，致排尿涩滞不畅。正诊断时，患者坐立不安，痛苦万状，阴茎灼痛，有尿意感，遂入厕，尿道剧痛，头汗出，自感尿道有阻塞涩痛，无力排出，用手抠出结石一块，深黄色暗，如花生米大小，不光滑有棱角，尿中带血。结石排出后身松轻快，症状消失，但神疲乏力。当养阴扶正，以善其后，予六味地黄丸养阴益肾。痊愈上班，经追访一直坚持工作，未见复发。

病案二：张某，男，53 岁，工人。现病史：1 周来感觉小腹不适，尿频量少不畅，1977 年 11 月 5 日下班后，突然右侧腰胁及小腹疼痛，为持续性绞痛，不久腰痛又发作，剧

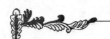

痛难忍，坐立不安，恶心呕吐，手足发凉，去医院急诊检查，诊断：肾结石、右侧输尿管结石。疼痛阵发未止，翌日就诊。1977 年 11 月 6 日初诊，症见：痛苦面容、面色苍白，捧腹蜷卧，呻吟不已，额出冷汗，四肢不温，阵发性剧痛，转辗不安。右侧肾区叩击痛（＋），腹部软，血压正常，舌质干绛，苔薄腻，脉沉而弦滑。尿检查：红细胞 30~40 个 / 高倍视野、白细胞 6~10 个 / 高倍视野、蛋白微量。证系湿热蕴结下焦，气化不行，故尿赤短少而不畅；湿热互结，阴液被煎，导致浊质蕴积凝结，形成结石，阻塞排泄之通路，引起腰胁剧痛，痛引小腹，排尿困难涩痛。诊为石淋（泌尿系结石）。治则为清湿热而通淋，涤砂排石。处方：石韦 20g、冬葵子 20g、瞿麦 25g、滑石 30g、木通 15g、甘草 10g、菖蒲 15g、金钱草 30g、竹叶 10g、海金沙 15g。方义：本方系石韦散、导赤散化裁加减，石韦、海金沙、瞿麦清热利湿而通淋；木通、竹叶清心利尿；冬葵、滑石、菖蒲润燥化浊而利窍；金钱草清热通淋；甘草清心火，下达阴茎而止痛。全方导湿热下行，以通淋痛，共奏通窍利尿涤石之功。

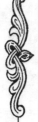

11 月 14 日二诊，服药 6 剂，腰腹剧痛缓解，尿液通利，涩痛减轻，但尿色混浊，便盆混有沉淀物，大便 3 日不行，舌绛转润，脉象同前。检尿：蛋白（－）、红细胞 3~5 个 / 高倍视野、白细胞 2~4 个 / 高倍视野。病析："水液混浊，皆属于热"，砂石杂质溶解随尿而下，故有沉淀浊质。仍宗前方去菖蒲，加鸡内金 15g、萆薢 20g、怀牛膝 25g，以助化石之功，利湿下行，分清导浊。继服 9 剂。

12 月 5 日三诊，服药 1 个月来，有周期性剧痛，腰胁部间歇性疼痛，掣引小腹，痛出冷汗，自觉疼痛部位下移，小腹坠胀感。尿混浊似有细沙样沉淀物杂质，其他症状消失，

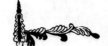

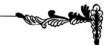

脉弦细。尿检无异常，仍宗前方继服。

1978年1月3日复查，精神畅旺，尿液通畅，色变清，杂质沉淀物大减，腰腹疼痛消失，1个月来未发作，但腰膝酸软，虚乏少力，体力较弱，舌淡不润，脉沉细，多次尿检阴性，砂石排出净尽。因久服利尿剂，阴营亏损，正气已虚，法当扶正益气、滋补肝肾以巩固疗效。归芪丸、地黄丸交替服用，日2次，服用2周，诸症悉平，恢复工作。追访2次，未再复发。

病案三：修某，女，24岁，工人。1978年1月27日初诊，现病史：3个月前突然腰痛、尿血、发热、恶心呕逆。经治疗腰痛稍减，但尿血时好时发，阵发性腰腹痛。后经某医院肾盂造影报告：右输尿管上端见有豆粒大小密度增高影。诊断：右侧输尿管结石。多次尿检见红细胞满视野、白细胞15~20个/高倍视野、蛋白微量。面部虚浮、舌绛苔黄腻、脉弦滑，右侧腰胁部疼痛，肾区叩击痛（＋），痛掣脐腹，尿少不利。此证为下焦湿热蕴结，日久阴液被耗所致，阴虚火动，热扰营血，络脉损伤则尿血；湿热之邪留恋不去，互结成石，阻塞排泄通路，则腰胁部剧痛不减；热耗阴液则尿少涩痛；湿浊郁蒸则舌苔腻，犯胃则呕逆。诊为：石淋，证属湿热互结。治法：清利湿热，通淋排石。

处方：金钱草50g、海金沙15g、鸡内金20g、冬葵子20g、木通10g、甘草10g、瞿麦20g、滑石25g、石韦20g、旱莲草25g、黄柏20g。水煎服，1日2次。

2月26日二诊，服药20剂，腰腹剧烈绞痛5~6次，尿量增多，排泄通利。于3月初复查，肾盂造影报告：右侧输尿管下端近膀胱部位见豆粒大显影。与上片对照，结石较上次位置下移。但脐下偏右近髋部隐痛，时有小腹掣痛，尿色

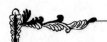

深黄，舌体胖尖红，脉弦滑。尿检：红细胞15~20个/高倍视野、白细胞0~3个/高倍视野，仍宗前方继服。

4月2日三诊，服药15剂，自诉于3月下旬有一次腰脐部剧烈绞痛，掣引小腹，头出冷汗。最近自觉症状消失，尿液通畅，面色正常，舌苔薄润，脉沉缓而细，精神尚佳。尿检无阳性所见。分析：1个月来腰痛未发，活动如常，诸症平息，考虑结石下移流注膀胱，使症状消除，为涤荡余邪，以绝砂石杂质内蓄，仍照前方加怀牛膝25g，继服6剂。腹部平片复查，未见异常。

按语：《金匮要略》所描述的"淋之为病，小便如粟状，小腹弦急，痛引脐中"是本病临床证候的概括，属中医砂淋、石淋之列。病因病机是湿热之邪蕴结下焦，尿液被湿热燔灼，凝结成石。病机主要与肾及膀胱气化有关。"淋之初起，无不由乎热"。历代医家对本病的治疗多采用清热利湿、涤石通淋的方法，砂石去诸症随之消失。治疗中不宜用补法，因本病初起，常正盛邪实，补之恐滞邪于中。淋之治法，古有忌补之说："气得补而愈张，热得补而愈盛，血得补而愈涩。"故补法须慎。治疗期应忌辛辣厚味，以免助湿生热，有碍砂石下行。砂石排出后应予扶正益气、培补肝肾，巩固疗效，以善其后，杜绝复发，尤为必要。以上三例方剂选用石韦散之通淋、导赤散之清热、四金汤之涤化砂石，三方辨证加减，导热下行，具有促其溶解杂质、排泄砂石的作用。

风湿热痹的证治

病案一：张某，女，14岁，学生。1998年4月10日

初诊，主诉：发热1周，两踝关节红肿灼热而来诊。症见：两踝关节及两腕关节红肿，触痛不可近，咽喉痛，扁桃体充血肿大，汗出，舌红少津，苔薄腻，脉滑数有力。体温38.1℃，表情痛苦，背负上楼，不能自行走路。血象检查：白细胞 12.4×10^9/L、血沉 40mm/h，抗"O"1200 单位。综上分析：证系热蕴于内，复感外邪，两热合邪，壅阻经络，邪气盛，病势急。阳胜则热，热胜则痛，故关节红肿灼痛；邪热炽盛，表里俱热则迫津外出，高热不解。诊为：风湿热痹（急性风湿热）。治法：清热除湿，疏风通络。采取白虎加桂枝汤化裁。

处方：生石膏（先煎）50g、知母 15g、甘草 10g、桂枝 7.5g、忍冬藤 50g、赤芍 10g、苍术 15g、黄柏 10g、葛根 20g、连翘 25g、防己 10g、射干 10g。每日1剂，水煎分2次服，投5剂。

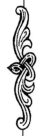

4月15日复查，连服5剂，热势减退，体温 37.2℃，咽痛好转，两手腕、两踝关节红肿消减，灼热减轻，全身症状改善，动作自如，自己上楼应诊，仍宗前方连续服用15剂。

5月4日复查，发热咽痛消除，手腕及踝关节红肿消退，诸症稳定。血常规、血沉、抗"O"均恢复正常，症状消失而痊愈，正常上课。

病案二：邵某，男，48岁，教师。现病史：2周来左踝关节肿痛，局部有灼热感，伴有发热。经过治疗，踝部肿胀，走路困难，发热不减，1997年8月5日来诊。症见：左下肢踝关节及足背肿胀酸痛，关节屈伸活动不利，皮色变红，扪之灼热，行走艰难，面色略润，舌质绛红，苔薄黄腻，脉象滑数。血常规：白细胞 11.2×10^9/L、血沉 54mm/h、

血尿酸 455mmol/L，体温 37.6℃。证属风湿与热相搏，流注关节，湿邪趋下，故下肢足、膝关节疼痛明显。气血流通不畅，湿胜则肿，阳胜则热，热胜则痛，邪从热化，瘀热互结。诊断：热痹、历节风。治法：清热除湿，祛风通络。取四妙丸加味。

处方：黄柏 10g、苍术 15g、川牛膝 25g、薏苡仁 25g、忍冬藤 50g、连翘 25g、黄芩 10g、甘草 10g、防己 20g、葛根 25g。水煎服，日 2 次。

8 月 14 日复诊。服药 6 剂后，红、肿、热、痛明显改善，关节肿胀消减，体温恢复正常。照方继进 6 剂，能下床活动，肿痛全消。

9 月 5 日复查血常规：白细胞 7.2×10^9/L、血沉 20mml/h、血尿酸 208mmol/L。为防止复发，照方再服 6 剂，诸症痊愈。随访未再复发。

按语：热痹（急性风湿热）多由素体阳盛内热，复感外邪而致。查老治疗热痹有两点体会：①热为邪郁，气不得通，邪从热化，瘀热互结，流注关节，故痛处灼热，屈伸不利，甚则不能活动。其发病急，邪热炽盛，多伴有发热（见病案一）。"热者清之"，治以辛寒清热、甘寒养液生津法，取白虎汤退邪热，清泄阳明独胜之热。其性寒凉，解肌清热之力强，但恐有凝血滞邪之弊，故配伍桂枝和营、温通血脉为向导，引邪外出也；加忍冬藤、连翘、赤芍增强清热解毒之力；二妙清热除湿；防己善能祛风湿止痛；射干清热利咽，葛根解热生津。全方药简力专，故取效甚著。②湿胜则肿，阳胜则热，热胜则痛（见病案二）。故选黄柏、黄芩清热燥湿，忍冬藤、连翘清热解毒透邪，使热除则痛减；伍以苍术健脾燥湿，薏苡健脾除湿，使湿去则肿消；配防己祛风

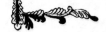

湿，甘草缓急止痛，葛根解肌退热；加川牛膝通利关节，引诸药下行，使邪热壅滞经络、气血瘀滞所致之关节红肿灼热诸症消退，疗效甚捷。

无脉症的证治

病案：肖某，女，14 岁，学生。既往史：胃病史；13 岁月经初潮，经行腹痛；右眼远视散光；肋软骨炎；素体虚弱。现病史：近 2 年来手足发凉多汗，畏寒喜暖，头昏头痛。于 1977 年 3 月经某医院检查：左上肢皮温低，左桡动脉弱，心电图、抗"O"、血沉、肝功、尿常规均正常。初步诊断：动脉炎、植物神经功能紊乱。经服谷维素、维生素 B_1、维生素 B_6、脉管 2 号，不见好转，遂来就诊。1977 年 8 月 2 日初诊，症见：形寒怕冷，手足潮汗，头晕头痛，记忆力减退，食少纳差，心悸气短，四肢乏力，左上肢麻，时有酸痛，面色淡白，舌质淡红而润，右脉沉细弱无力，左侧脉搏触不到，重按轻取均不易见，无脉。右侧血压112/78mmHg，左侧血压模糊不清，左右桡动脉血流图检查报告：左侧障碍，右侧大致正常。分析：素体虚弱，阳气不足，不能温煦经络、通达四末则形寒怕冷，手足发凉；心气虚，血脉动力不足，无力鼓动营血，心失所养则心悸气短、神疲乏力，脉见细弱，甚则沉伏欲绝；胃气虚则食少纳呆，日久化源不足，营血亏虚，不能充实于脉则脉动无力；营气内虚，正气不固，因而手足多汗。证系阳虚血弱。治当温经益血通脉。采取当归四逆、乌头汤加减。

处方：当归 15g、桂枝 10g、赤芍 20g、甘草 10g、川乌

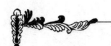

5g、生芪 30g、麻黄 7.5g、细辛 5g、通草 5g、故纸 5g、鸡血藤 25g。

方义：桂枝散表里之寒，温经通脉；细辛、通草宣发阳气；归、芍补血养营；黄芪、麻黄通肌腠之阳气；川乌通痹，其性辛热而善走，通行十二经；故纸峻补下焦之元阳，以逐在里寒浊之邪；甘草助芪益气，兼制川乌之性烈；鸡血藤活血补血，兼通络脉。全方温经通脉，使手足温和，脉可复常。

10 月 24 日二诊，服药 20 剂，肢凉怕冷好转，症状较前改善，精神尚佳，手足多汗减轻，左上肢麻痛不显，右脉沉缓，搏动较前有力，但左脉微，若有若无，重按不显。仍守前方去麻黄，因其解表力强，加红花 15g、川芎 10g、丹参 20g 助化瘀活血之力，疏通脉络。

1978 年 1 月 3 日三诊，服药 24 剂，症状大为好转，左桡动脉略能触到，但显浮微之象，重按不显，左侧血压已测知，为 90/58mmHg。食欲渐复，但四肢欠温，手足湿润，心悸气弱。此脉浮微欲绝，阳气虚衰之象，乃心气不足，血行不畅，经脉失养所致。治当养心益血、温经复脉。

处方：党参 25g、麦冬 25g、五味子 10g、甘草 10g、当归 15g、桂枝 10g、赤芍 25g、川乌 5g、黄芪 25g、细辛 5g、鸡血藤 25g、川芎 10g。

1978 年 2 月 13 日四诊，服药 20 剂，形寒好转，肢凉转温，两侧桡动脉搏动显见复常，左脉浮微易见，右脉沉细，血压左侧 118/80mmHg，右侧 102/78mmHg。舌转红润，诸症平复，恢复正常学习，参加一般劳动。后经随访 2 年，一切恢复正常，未再反复。

按语：无脉症是西医学的诊断，临床较为少见，中医

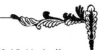

学尚无相应的诊断。切脉是中医四诊之一，从脉搏的变化可以测知体内阴阳盛衰、气血虚实变化情况。"心主血脉"，《濒湖脉学》曰："脉乃血脉，气血之先，脉不自行，随气而至"。生脉散与当归四逆汤合用可促进心脏功能，增强脉管的搏动。当归四逆汤是桂枝汤之变法，可温经散寒、活血通脉，治营血内虚之寒证，故以养血活血之当归为主，调和营卫，鼓动阳气，以助生化之力。桂枝为辅，佐以细辛，通达表里上下之经脉；通草开通内外之阴阳，更以枣、草益气和血，一切血虚寒滞证皆可治之；乌头汤是《金匮要略》治历节之方，主治阴寒之邪偏胜，阳气被遏，气血凝滞证；阴寒之邪非麻黄、川乌不能祛，川乌性热善走，通痹力速；甘草之缓牵制二物，既有补气之功，又有解毒之力；更有黄芪益气，攻其邪而扶其正。以上二方用于肢凉脉绝，以鼓动阳气，温经通脉。因其素质虚弱，不能生血以荣心脉，则脉动无力，宜改用生脉散，以增强脉管之搏动，增强五脏功能，脉得气则充，失气则弱。全方益气温阳，养营复脉，故收全功。

重度药物性皮炎
（湿毒、药毒）的证治

病案：刘某，女，77 岁，五保户。诉：3 年来腰腿痛，经常服止痛片，每次服药后起暗红色斑，全身皮肤瘙痒，逐渐出现水泡，溃破糜烂，伴有寒热，多以上肢开始，逐渐波及全身，每年复发几次。近 3 个月来，水泡变紫，瘙痒灼痛，波及面部，蔓延下肢，不能安睡。经服消炎药，反而加

重。经入院检查，诊断：药物性皮炎。经服扑尔敏、维生素C，外用龙胆紫，不见好转，近2周症状加重，波及会阴部及肛门，周围奇痒，发热焮痛加剧，遂来诊。

1977年6月26日初诊，两人挽扶入室。症见：病人面色紫红，呈浮肿状，可见结痂和脱皮，眼睑肿胀，目不能睁，表情痛苦，双手合谷处有糜烂，其他处可见暗紫色水泡，大小不等，并有散在瘢痕多处，下肢水泡已吸收，可见皮肤遗留色素沉着，口腔黏膜发生溃疡，渗溢血汁，下部二阴灼热焮痛，瘙痒，坐卧不宁，身发寒热，食欲不振，体倦，舌质绛红，苔黄灰腻，脉弦滑而数。证析：始于风湿痛，湿邪内伏，郁久化热，湿热蕴结。每因外感风邪或内受过敏物质而继发为病。日久病深，阴营耗伤，年高体弱，气血不足，肌肤失养，形成血燥、血瘀、湿毒之证，遍及头面四肢皮肤。风胜则血燥，故皮疹瘙痒。血瘀则发斑，湿毒浸淫则水泡溃破渗液。"诸痛痒疮皆属于心"，心主血脉，故痛痒并见。湿热熏蒸于上，致口腔溃破，舌苔灰腻；下注二阴则尿赤涩痛，阴部灼热痒甚。湿胜则肿；湿郁则热；热胜则痛；风胜则痒。综合分析，本证乃湿热羁留，外触客邪，或伏邪内发，导致风、湿、热三者互结而诱发本病。诊为：湿毒、药毒。治法：清利湿热，凉血解毒。

处方：生地25g、竹叶10g、甘草10g、木通10g、苍术15g、黄柏25g、萆薢20g、苦参15g、丹皮15g、连翘25g、菊花25g、蒺藜15g、蝉蜕25g。水煎服，日2次。

方义：此方系导赤散合二妙加味。导赤清心与小肠之伏火，导湿热下行；二妙清热燥湿；萆薢、苦参助泄湿燥湿之力，分利湿热，以疗下焦疮毒；丹皮凉血散瘀；连翘、菊花清热解毒、消肿痛；蒺藜、蝉蜕散风，善治瘙痒。全方可清

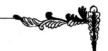

湿热、解热毒，使湿去热清风散，诸症自除。

7月9日二诊，经服6剂，浮肿消退，两目睁开，水泡渐微，渗液减少，尿液通利，热势下降，二阴部肿痛、发痒症状减轻，口腔黏膜见恢复。但全身皮肤仍有瘙痒，心中烦躁，不欲饮食，瘀斑溃破部尚疼痛。证系湿利热清，故肿胀消失。但湿热久郁，营血灼伤，又兼风淫血燥，故皮肤痒甚，血络瘀滞则疼痛不已。治法：遵"治风先治血"之训，宜活血散风解毒为主。处方：当归15g、川芎15g、赤芍25g、生地25g、防风10g、荆芥10g、连翘25g、金银花50g、甘草10g、白鲜皮25g、蒺藜15g、蝉蜕25g、地肤子15g。方义：四物补血活血，使营血调和而痛止；荆防散风热，解疮毒；连翘、银花、甘草解毒热以消肿痛；白鲜皮清热燥湿治疮毒；蝉蜕散皮肤之风邪；蒺藜、地肤子散风除湿而止痒。

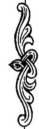

7月21日三诊，服药8剂，瘙痒症状大减，肿消痛止，溃疡吸收，唯有阴部灼热痛痒，大便秘结，舌苔薄黄，脉沉弦而滑。此乃湿热蕴结下焦所致。照前方减去散风之蒺藜、蝉蜕，加上清热泻湿之黄柏25g、苦参10g、炙大黄7.5g。

8月2日四诊，照方服6剂，症状基本平复，瘙痒肿痛消失，食欲日增，精神如常，口腔黏膜恢复，阴部痛痒痊愈；尚有手足心热，心烦，皮肤散在遗留瘢痕显见，此系余热不清。治法：清热养阴，解毒，涤荡余邪，以善其后。处方：金银花50g、连翘20g、菊花10g、甘草10g、紫草10g、紫花地丁20g、薄荷7.5g、炙军7.5g、黑玄参25g、赤芍15g、天花粉25g。继投6剂，该高龄患者之严重药物（过敏）性皮炎（病程长达2年）经治月余已告愈，后经随访痊

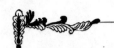

愈未复发。

按语：药物性皮炎主要表现为皮肤的改变，出现皮疹、痒、热、发斑等证候。辨证要点：瘙痒明显者一般属于"风"的病理，风邪波及皮肤则痒，治宜散风与养血并用，如荆防四物汤加蝉蜕、地肤子（二诊方）；水泡糜烂明显者一般属于"湿"的病理，湿热相兼，治宜清热利湿，用导赤、二妙加苦参、萆薢等（初诊方）；灼热痛明显者，一般属于"热""火"的病理。阳胜则热，热胜则痛，治宜清热泄火解毒，用金银花、连翘、菊花、炙军等（四诊方）；结痂脱皮明显者，一般属于"血燥"的病理，风胜则血燥，治宜养血润燥与祛风并用，以四物汤加减；瘀斑呈紫红色明显者，一般属于"血瘀"的病理，治宜活血化瘀，以四物汤加丹皮、蒺藜等。总之，本病据证立法施方，采取导赤散、荆防四物汤、当归饮子、清热消毒散为基本方剂辨证加减，方获痊愈。

风疹块、痒风（丘疹状荨麻疹）的证治

病案：马某，女，35岁，商店营业员。现病史：因洗浴汗出，未待汗净，急于穿衣出门，汗出当风。于晚间皮肤出现红色小丘疹。始于面部、前胸，日渐增多，瘙痒甚，加重2周，夜不能寐而来诊。1999年5月10日初诊。症见：前胸、躯干、四肢可见大小不等的淡红色风团，胸、腹、背部明显，边缘起屑，抓痕血迹显见，部分皮肤破损结痂，遇风则痒甚，表情痛苦不可忍状。伴有低热37.5℃，舌红苔薄，脉浮数。证析：汗出感受风邪，郁于肌肤不得外泄而诱

发。风胜则痒。诊为：风疹块、痒风（丘疹状荨麻疹）。治则：祛风除湿，清热止痒。取荆防四物汤、消风散加减。处方：当归 15g、川芎 15g、生地 15g、防风 10g、荆芥 10g、蝉蜕 25g、蛇蜕 5g、僵蚕 10g、蒺藜 15g、白鲜皮 25g、牛蒡子 10g、银花 50g、连翘 25g。水煎煮，日 2 次口服。

5 月 17 日复查：进药 5 剂，症状稍减。丘疹风团消退，瘙痒明显减轻，夜能成寐，体温恢复正常。仍守前方继投 6 剂，连服 1 周。全身症状改善，风团消失，皮痒止，诸症平复痊愈。

按语：内有里热，外有表邪，采取表里双解之剂。治风先治血，首选四物以养血和血、清血凉血；与荆芥、防风为伍，疏风解表，血和风自散；配蛇蜕、僵蚕、蒺藜、白鲜皮祛风止痒；加牛蒡子、蝉蜕疏散风热、透疹解毒，增强祛风止痒之力；银花、连翘清热解毒，既散表热，又清里热，用于风疹块、皮肤瘙痒，尤有良效。

血精的证治

病案：张某，男，50 岁，部队干部。病史：因房事不节而精少、早泄，时有梦遗，常伴失眠耳鸣、腰膝酸软乏力，已 2 年余，曾用温阳补肾剂治疗，终未好转而来诊。1975 年 4 月 9 日初诊。近 2 个月每次性交排泄血精（肉眼可见），精泄后小腹隐痛，痛引精系，睾丸及会阴部有胀坠感，尿黄量少，神疲乏力，面色略润，舌红绛少苔乏津，脉弦滑而细。证析：房室不节，耗损肾精，妄投温补，重伤阴精，导致阴虚火旺，君火动于上，相火应于下，火扰精室，精离其

位，故多梦遗。热伤阴络，逼血渗溢，血随精而泄也。诊为：血精。治法：壮水益肾，以泄心火。采取大补阴丸、莲子清心饮化裁。

处方：黄柏15g、炙龟板15g、熟地25g、知母15g、莲肉25g、莲心10g、甘草10g、旱莲草25g、枸杞25g、黑玄参25g、怀牛膝25g、五味子7.5g。水煎服，日2次。嘱其服药期间暂时远房帏，清心寡欲，禁食辛辣，切勿饮酒。

4月20日复诊，服药6剂，腰膝酸软改善，睡眠尚可。继进9剂。

5月3日复查，血精消失，诸症明显好转，性功能随之改善。但耳鸣多梦，仍属心肾不交，按原方加百合15g、菖蒲10g，继服6剂。

5月20日复查，诸症平复，血精痊愈。事逾2年，该患者转业地方，因患胆系疾病，特来求医，遂追询血精病，答未复发。

方义：方内知柏直折肾火，阴虚可复；龟地补精血，真阴自充；甘草泄心、莲子补心、莲心清心，交通心肾；玄参启发肾水，使水升火降；旱莲、枸杞甘寒入肾，补水以益下元；怀牛膝益肝肾、强筋骨，配五味子滋肾固精，使真阴复，精室清，血精止，奏效甚捷。

按语：血精一症，临床常见于精囊炎及前列腺炎。本病多因房室不节，劳倦内伤，纵淫欲动，忍精不泄，强留败精；或多欲心有妄思，五志化火，内伤冲任而动血，多从精道而出也。《景岳全书·溺血论》曰："精道之血，必自精宫血海而出于命门。"血本阴精不宜动，动则多由于火，欲动于心，肾必应之。君火动于上，相火炽于下。火

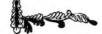

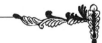

伤阴络则血内溢；精藏于肾而主于心，精为神动，其因在心。疏泄于肝，肝肾皆寓相火。其系上属心，肾乃水火之脏，精神所舍，心肾动静失调，则精病始燃。血证、血精属气盛火旺者居多，火之源于心，气之源于肾，故壮水之主可使水升火降，血海清，精室静，则血自安于经，血精自除矣。

不孕症的证治

病案：姚某，女，33 岁，东机总厂工人。主诉：结婚 7 年，流产 3 次，每次受孕均在 2 个月左右自然流产。月经正常，但量少色淡，2 天即净，有时经来一见即无。腰膝酸痛，乏力，今已 3 年不孕而来诊。1997 年 4 月 10 日初诊。症见：面色萎黄，舌淡红少津，脉沉细而弱。证析：其发病之因为内伤太过损其脾，房室不节伤其肾，脾虚生化之源不足，加之肾气亏损，导致胎元不固，故受胎后如期而堕，谓之滑胎。胎动不安常是堕胎之征兆。今数年不孕，经淡量少，确属气血亏虚，冲任不足，安能孕育？诊为：月经不调、不孕症。治疗：首先重在调经理血，以治其本，补脾益肾、调理冲任为主。采取温经汤。

处方：当归 15g、川芎 10g、白芍 15g、丹皮 10g、怀牛膝 25g、桂枝 7.5g、甘草 10g、西洋参 7.5g、巴戟天 15g、补骨脂 10g、黄芪 50g、茯苓 15g、柴胡 15g、香附 40g。

方解：归、芎、芍、丹养血和营，桂枝、补骨脂温经散寒，参、芪、草益气扶正，气旺邪去而血安；巴戟、牛膝补肝肾，调冲任，益下元；配柴胡、香附疏肝理气养血，使经

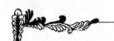

血调和则受孕矣。

4月29日二诊，进服12剂，小腹冷感好转，上周经来血量增多，色变红，诸症改善；但有带下、腰酸痛。仍守前方加杜仲25g、阿胶15g，继投10剂。

6月4日三诊，经期拖延5天未至，经妇科检查，已妊娠1个月。现症：恶心喜睡，倦怠腰酸，阴道内不时少量下血，小溲较频，脉沉细兼有滑象。此系气血失和，冲任不固，系胞无力，不能摄血养胎，故阴道时下血液，气虚血少，胎动不安故也。诊断：胎动不安，堕胎先兆。治法：益气养血、补肾安胎以防胎堕，取举元汤加减；补脾气以摄胎，配寿胎丸化裁固肾安胎；加杜仲加强补肾固冲之力。处方：西洋参7.5g、白术25g、黄芪50g、甘草10g、升麻7.5g、菟丝子20g、续断25g、阿胶15g、桑寄生25g、杜仲25g、益智仁10g，引用大枣7枚，水煎服用。

6月20日四诊，服药10剂，腰酸尿频好转，阴道流血消除，血止胎安。但仍有恶心欲呕，头昏不思食，此乃冲气上逆之恶阻证。仍守前法减去升麻，加芦根25g、半夏15g、黄连10g、砂仁7.5g以和中降逆、止呕安胎。

7月7日五诊，复查，服药5剂后，恶阻症状明显改善，呕吐止，进食如常，精神略振，胎元稳定。为防止胎堕，嘱其每月照方继进5剂。直至4个月，气足血充，本固胎安，可以停药，嘱其注意饮食调节，勿持重物，生活有节，宜静养胎元。于1998年2月平安顺利产一女婴。

按语：胎非血不养，非气不生。脾健则血旺，方可养育胎元；脾虚则血少，血赖气以固，气虚则血无依而胎动不安。胎动乃脾肾两虚之证，非用参术芪大补之品，焉能挽回胎堕于顷刻之间。肾气不足，冲任不固，胎失所系，故

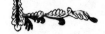

表现腰酸、小腹下坠、尿频，乃胎堕之兆。脾非先天之气不能化，肾非后天之气不能生，大补先天与后天之气方可固胎元。

月经不调的证治

病案：师某，女，39 岁，省银行工作。即往史：素有肾炎史，婚后 10 年不孕。2 年来月经不定期，经来量少，腰酸，形寒怕冷。现病史：近半年月经超前，经期延长，量多色淡质清稀，腰酸痛，小腹凉，带下频多，身重无力，心悸气短，经治不愈，症状日益加重，经来 1 个多月持续不净，断而复来，大便不成形，尿频数而来诊。1970 年 5 月 12 日初诊，症见：面色淡黄，面部虚浮，舌质淡润，边有齿痕，小腹无坠胀感，大便溏薄，形寒怕冷，纳减不思，脉沉细弱。证析：素有肾病，又兼劳倦内伤，脾肾两虚可知。脾虚化源不足，血失统摄，故经来断续不净，色淡质稀；浮肿身重，形寒肢凉，下注而成带，乃阳虚阴盛，肾虚摄纳无力；腹无胀痛，无瘀可知。此乃冲任不固，精血亏虚，肝肾不足，以致不孕。诊为：月经失调、月经过多、不孕症。治法：补脾肾之气，以固冲任，益精血以调经。经调则病自除，取举元煎、寿胎丸化裁。处方：党参 15g、黄芪 50g、白术 25g、炙甘草 10g、升麻 7.5g、柴胡 10g、当归 15g、阿胶 15g、菟丝子 20g、桑寄生 25g、狗脊 25g、川续断 25g、乌贼骨 25g、炮姜 5g，引用大枣 7 枚，水煎服，日 2 次。

5 月 22 日复查，服药 6 剂，诸症改善，经血已净，大便好转，但心慌不宁，气虚乏力。证系月经失调日久，气血

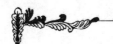

两伤，心肌失养，故心悸不安，气虚汗出，仍守前方加五味子10g、葛根25g以益肺养心，继服6剂。

6月5日复查，全身症状好转，经血已净，气充血复，精神略振；但食欲不振，食少纳减，大便溏薄，乃脾虚气血不足。治法当助脾益化源，以复其正。仍宗前方减去升柴之升、乌贼之涩、炮姜之温。加砂仁10g、陈皮15g、麦冬15g以和中养胃，继服1个月。

7月10日复查，心悸气短好转，思进饮食，月经至期而来，持续5天即净，经色转红，带下改善，诸症悉平。半年来追访复查，月经如期而至，经色经量如常，经血调和痊愈。

按语：气血不调，冲任虚损，可导致经期紊乱，用参、术、芪、草补脾益气，使气充以司统血之功；因气虚下陷，故伍以升、柴升阳益气；归、胶养血育阴，菟丝子、狗脊、续断、寄生益肾摄血，炮姜、乌贼温经止血，使脾肾得补，精血充足，冲任得固，则经血自调。

咳喘、痰饮的证治

病案：张某，男，64岁，工人。既往史：慢性气管炎、继发支气管哮喘。遇寒则发，反复发作。现病史：喘息1周，痰多白沫，喉中痰鸣，气道阻塞感，经服消炎平喘西药无效，来中医就诊。1992年11月20日初诊，症见：面部虚浮，痰鸣气阻，胸闷上气，咳吐白沫，形寒怕冷，舌淡苔白滑、脉浮缓兼滑象。证系素有痰饮，内伏于肺，时值早春，感受寒邪，引动内饮而诱发。痰随气升，痰气交阻而喉鸣；

肺失肃降，气道不利则呼吸困难、喘息加剧。饮为阴邪则伤阳，故畏寒喜暖，遇寒则复，苔白滑脉缓；久延不已，导致脾、肺、肾俱虚。诊为：咳喘、痰饮（慢性气管炎、支气管喘息）。治则：仿《金匮》之"病痰饮者，当以温药和之。"治以温肺散寒、化饮平喘为主。采取小青龙汤、二陈汤化裁。处方：炙麻黄 7.5g、桂枝 7.5g、半夏 15g、细辛 5g、白芍 15g、五味子 7.5g、甘草 10g、茯苓 25g、陈皮 15g、射干 10g、前胡 15g，引用生姜 12 片，水煎，日 2 次分服。

11 月 28 日复诊，服药 5 剂，咳喘缓解，痰沫减少变稠，易吐出，气道通畅，痰鸣改善，胸闷好转，苔滑渐退。但四肢不温、心悸气短，体虚微汗，此乃久咳伤气，正气未复，心气耗伤所致。仍守前方减去炙麻黄，加西洋参 7.5g，扶正气以敛心气，继进 5 剂，诸症改善，气道通利，痰消喘平，咳止食进而告愈。

按语：本证内有寒饮，外兼表证，故以麻黄解表，以散水邪；桂枝通阳和卫，使寒饮去，喘咳止；偕细辛、生姜之辛温，以助麻桂行水平喘之功；与半夏、陈皮为伍，燥湿痰，降逆气，和胃气，散水饮；茯苓、甘草温化寒湿，伐阴邪，祛痰湿，以疗腹胀食少便溏；痰疾日久、肺气耗伤，故以白芍、五味子敛肺气，温而收之；加射干祛痰利咽，前胡降气祛痰，使气降痰消，喉鸣可去。全方具有外解表证、内行水湿之功，使表里之邪散，痰消水去，喘平咳止则愈。

肺胀、心咳的证治

病案：李某，男，61 岁，抚顺石油二厂工人。既往史：

慢性气管炎、肺气肿、肺心病，每因气候变化而复发。现病史：近2周心慌气短，喘息不能安卧，下肢浮肿，尿少，大便不实，肢凉怕冷。1978年1月30日初诊。症见：面色晦滞，面部浮肿，两目少神，气喘喝喝，气短不续，坐卧不安，咳逆倚息，胸满腹胀，口唇色青，舌暗紫、苔薄腻、舌下络脉瘀血显著，脉沉细、涩结频见。血压100/70mmHg。心电图：心律不齐，右室增大。证析：素体脾肺两虚，脾虚痰湿内生，致胸满腹胀，大便不实；肺卫气虚，则形寒易感；湿邪内伏，遇寒则动，肺失宣降，则喝喝气喘；水湿痰浊阻肺则喘，气短不续；迁延日久，心肾受累，凌心则悸；心气不足，血行不畅，故口唇发绀，舌下络脉瘀血；肾虚阳微则尿少不利、肢体浮肿。其病变源于脾、肺，累及于肾，并发心、肺。诊为：肺胀、心咳（肺气肿、肺心病）。治法：温肺平喘，降逆消痰。采取射干麻黄汤、二陈汤化裁。处方：炙麻黄7.5g、细辛5g、款冬花20g、紫菀15g、半夏15g、陈皮25g、茯苓25g、甘草10g、五味子7.5g、西洋参7.5g、葛根25g、白术15g，引用生姜12片，水煎服，日2次。

二诊：2月10日，照方服药5剂，喘息改善，心慌气短减轻，尿液通畅，浮肿渐消，咳痰爽，气道畅，腹胀减，大便调。仍宗前法守原方继服。

2月18日三诊复查，进药10剂，诸症明显改善，咳喘止，浮肿消，能平卧，收到阳复湿化水行之效。心电图复查正常。由于久病气虚，生化乏源，精微不化，痰湿内伏，浊阴留恋，故仍有腹胀便溏。法当助脾益气、化湿和胃，以善其后。改用香砂六君子汤加减。处方：西洋参7.5g、白术25g、茯苓25g、甘草10g、半夏15g、陈皮15g、砂仁7.5g、

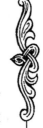

佩兰 10g、苍术 15g、葛根 25g、丹参 25g、细辛 5g、黄芪 40g。连续服用 6 剂，喘咳平复，症状稳定，食欲增进，纳谷如常，气息匀调，喉鸣减退，精神复振，临床治愈。嘱其注意感冒，以防复发。

按语：本证为素有痰湿内伏久羁，感邪则动。予二陈汤燥湿化痰，茯苓、白术、甘草助脾益气和胃为君；麻黄、细辛温散寒痰，冬花、紫菀温肺平喘为臣；生姜、半夏降逆化痰，射干消痰散结为佐；配加西洋参、五味子益心气、敛肺气，协同葛根降低心肌耗氧量，改善心功能，使喘息得平，其效尤著。后以六君补气健脾、逐湿除痰、行滞开郁，以善其后。

痰厥头痛的证治

病案：解某，女，40 岁。既往史：慢性气管炎，时常发作。主诉：头痛、头昏、头胀反复发作 2~3 年，发作时目黑头眩，每因情绪波动或劳累则诱发。虽经中西药物治疗，始终不愈。今来中医就诊，1998 年 5 月 8 日初诊。现病史：头痛如束，伴头胀，目不欲睁，泛泛欲呕，胸脘满闷，四肢不温，心烦不寐，情志易怒，苔白腻，脉象弦滑。证析：此系痰湿浊阴内伏，久而化热，又兼肝火挟痰上蒙，浊阴上逆，清阳不升，导致头痛且胀，胸满欲吐；痰热内扰则心烦不寐；苔腻、脉弦滑乃痰湿内蕴化热之象。诊为：痰厥头痛（痰浊上逆）。西医诊断：血管神经性头痛。治则为除痰降逆、化浊息风。采取半夏天麻白术汤合二陈汤化裁加减。处方：半夏

15g、天麻 10g、白术 25g、茯苓 15g、陈皮 25g、甘草 10g、川芎 15g、菊花 25g、蔓荆子 10g、荷叶 10g、葛根 20g、佩兰 10g，引用生姜 10 片，水煎，日 2 次口服，照方投药 6 剂。

5 月 17 日复查，头痛缓解，诸症改善，睡眠好转。但胸脘满闷，时欲呕，乃痰湿阻胃，仍宗前方加枳壳 15g，以理气开胃祛痰，连续服用 14 剂，头痛头胀症状明显改善，头脑清爽，神清目开，泛呕止，饮食如常，心安不烦，情绪稳定，精神振，诸症消除，头痛痊愈。

按语：痰浊上逆头痛，非半夏不能除，故取二陈化痰郁、降浊逆、调气滞、止呕吐有专功；与二术为伍，可健脾燥湿，以助二陈祛湿除痰之力；天麻、僵蚕息风镇痉、消风化痰，头痛眩晕，虚风内动，非天麻不能定；久病入络加川芎，可和血平肝、行瘀止痛；蔓荆、菊花可疏散风热、清利头目，头痛可止；配葛根、荷叶升清阳；佩兰、生姜化湿浊、和中止呕，使中焦湿阻可除。全方可使痰湿化、浊阴降、清阳升、内风熄、胸满除、欲呕止，使经久不愈之严重头痛服药 20 剂而告愈。随访 2 年未见复发。

鼻衄的证治

病案：肖某，女，44 岁，干部。既往史：月经失调，超前而至，行经期情绪波动，易怒。现病史：经后 2 天突发鼻出血，血势如涌，血色鲜红，立即去医院耳鼻喉科，采取无菌棉球塞鼻压迫止血。2 天后取去棉球，仍出血不止。1998 年 7 月 15 日来诊。症见：面色苍黄少华，舌质绛

红、少津，脉弦滑而细数，伴头昏、心慌、不寐、神疲乏力。证系素体阴虚内热，热伤阴络，冲任不固；故月经先期而至；经后暴衄出血为气火上冲，血随气上，火犯阳经，迫血上溢，循经于肺窍，血热妄行；血去阴伤则头昏不眠；舌干少津，面色无华，脉弦滑而细数，乃火旺阴虚血热之象。诊为：鼻衄、衄血。治则为泻火降逆止血，养阴抑阳，使火清气降则血自安。取泻心汤、两地汤化裁加减。处方：大黄5g、黄芩10g、黄连10g、丹皮10g、赤芍10g、旱莲草25g、三七粉5g（分3次冲服）、生地25g、地骨皮25g、白芍15g、玄参25g、代赭石25g、怀牛膝25g。水煎，日2次，分早、晚服，忌辛辣食物。方义：火源于心，故取泻心汤泻其亢盛之火。大黄顺胃气，黄芩降肺气，黄连清心气，使气不上奔，血不上溢，衄血自止；与丹皮、赤芍、旱莲草、三七为伍，可清热凉血止血；配两地汤合用，补水养阴，使水足火自清、血自安；加代赭石、怀牛膝降冲逆之气，引热下行，使气平火降，血不妄动，衄血则止。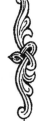

7月21日二诊复查，服药4剂，鼻血减少不上涌，塞鼻之棉球已取出，症状明显好转，但仍胸中烦热、头昏不眠，此乃鼻衄失血致营阴耗损之象。仍守前方加焦山栀7.5g，清三焦之火，以安神志，继服5剂。

7月28日三诊复查，鼻衄停止，诸症显著改善，但体力虚乏，心悸汗出，口干头晕，脉沉细。此乃失血后营阴耗伤，气血亏虚，下元不足。法当补气血、和营卫、益下元以恢复体力，以善其后。采取当归补血汤合生脉散、大补阴丸化裁。处方：当归15g、黄芪50g、西洋参7.5g、麦冬25g、五味子7.5g、熟地15g、知母10g、黄柏7.5g、炙龟板15g、

白芍15g。方义：取当归、黄芪大补气血；生脉散益气阴、养心肺；大补阴丸填真阴、补肝肾、益下元、清虚热，以防阴虚内热而动血。继进6剂，以收全功。

8月6日复查，诸症平复，精神振，体力复，寝食俱安。随访1年，月经调和，衄血未发。

按语：血不循经，血随气上而衄血。血之妄行，无不因热因火而诱发，如：气盛迫血妄行；五志过极则动血；阴虚内热，扰动营血，血不安经，火犯阳经血上溢。凡清窍出血，多由于火热之因。通治大法为：①止血（初期）以塞其流。上者抑之，使气不上奔、血不上溢而止血。首取泻下止血，邪去正安为要。但炭涩止血虽有止血一时之效，但随止随发，并有凝血之弊，病因不去而涩补，安能止血，终为后患。②理血（中期）以澄其源。血止后欲使血得安血不潮动，当调理血分为务。③补虚（末期）以复其正，扶正固本以收功。补法提示：邪不去不能补，补则关门留寇；瘀不去不能补，否则助贼为殃，补宜慎重为要。

久泻（溃疡性结肠炎）的证治

病案一：王某，女，72岁，退休干部。病史：1997年5月8日肠镜检查提示：慢性结肠炎，退镜时可见乙状结肠30cm处有片状糜烂充血。诊为：溃疡性结肠炎。1997年5月18日来诊。现病史：腹泻3~4年，近3个月症状加重，排泄蛋清色便，时伴红白相混稀便，泻后腹痛，时而便秘。腹泻便秘交替发作，两手心热，口干思凉，面色萎黄，舌绛红少津，倦怠神疲，小溲短赤，脉弦滑而缓细。综上所述，

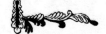

病始于肝郁犯脾，脾失运化，清气在下则泻，气滞则腹痛；久泻不愈，脾不能散精于肺，肺失肃降，大肠传导失司，津液耗伤，故肠枯而便秘；迁延病久，脾肺两损，升降失调，故而排便失常；津液不足，故时而大便干结如球；脾虚湿盛，故便稀溏如蛋清，此乃湿热之邪留恋大肠、气血壅滞之证。诊为：泄泻、久泻（慢性腹泻、溃疡性结肠炎）。治疗：抑肝扶脾、通补兼用、寒温并施。采取葛根芩连汤合芍药甘草汤化裁加减。处方：葛根25g、黄连7.5g、黄芩7.5g、木香7.5g、白芍25g、甘草10g、西洋参7.5g、茯苓25g、白术25g、苍术15g、山楂炭25g、当归10g、海螵蛸25g。水煎，日2次分服。方义：葛根升阳明清气；芩、连苦寒燥湿，清在里之热；黄连配木香辛能行气、温能和脾，气行滞祛，湿祛燥润，里急可除，一寒一温相济之妙，为主药。白芍泄肝酸收而苦泄、甘草缓肝和胃而止痛，为辅药；参、苓益气扶正、祛邪补虚，配二术健脾燥湿，合海螵蛸收敛止血，为佐药；加山楂炭、当归化积散瘀、导滞养阴，痛胀可去，使湿热分清，泄泻即止。

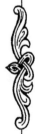

　　5月28日二诊复查：服药6剂，腹泻症状略有改善。便稀色黄，次数减少。仍宗前方继服。

　　6月6日三诊：服药6剂，腹泻明显改善，排便成形，每日1~2次。近1周便秘症状相应改善，便后腹痛不显，排尿通利。但气虚乏力、心悸汗出。证系久泻正虚、心肺两损，仍宗前方加五味子10g，以益心肺、益气力。

　　6月24日四诊：照方连续服用12剂，大便排泄成形，每日1~2次，蛋清样稀便消除，红白相混改善，色变黄，舌干转润，面色转佳，但食少倦怠乏力，此乃久病伤气，正气待复，胃虚不纳，化源不足，仍宗前方减去苦寒清热之黄

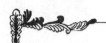

芩、行气祛滞之木香，加上消食快胃之内金 15g、化湿和胃之佩兰 10g，以及补脾止泻、益肾养心之莲子肉 25g，继进 12 剂。

7月12日复查，大便排泄如常，不干不稀，食欲增进，精神转佳，体力恢复，面色转润，脉象和缓，诸症平稳。追访1年，疗效稳定，腹泻未复发。

病案二：王某，女，39岁，家住农村。主诉：间断性腹泻 3 年，病情经常反复。多在精神紧张、情绪抑郁时腹泻明显加重。泻前伴有肠鸣音亢进，泄而不畅，粪便时带黏液，每天 3~5 次不等，食少纳减，不任寒凉，脘腹略胀，睡眠欠佳。1998 年 2 月 5 日来诊。症见：面色萎黄、神疲乏力、舌质淡润、苔薄白、脉象弦缓而细。综上分析：肝失疏泄，横逆犯脾，脾失升降则腹胀便溏；气机不畅则胁痛肠鸣、易矢气；肝郁脾受其制，运化失调则泻。诊为：久泻（肝郁脾虚）。治则：抑肝扶脾，和解少阳。取痛泻要方合小柴胡汤加减。处方：白芍 30g、白术 30g、陈皮 15g、柴胡 15g、西洋参 5g、甘草 10g、茯苓 15g、葛根 25g、半夏 15g，水煎服，早、晚分服，忌食生冷。

2月15日二诊复查。服药 6 剂，便前肠鸣腹泻显著好转，便次减少，每日 1~2 次，不成形，时带黏液，胃中不和，食少纳呆。此为久病脾胃两虚，仍宗前方加砂仁 7.5g、佩兰 10g 以温中化浊开胃；加黄连 7.5g 燥湿祛滞。继进 6 剂。

2月24日复查。诸症改善，大便成形，腹胀胁痛减轻，饮食思进，但食少，仍宗前方继投 6 剂。

3月6日复查，大便排泻正常，食欲如常，诸症悉平。经治 1 个月，服药 18 剂，使三年慢性腹泻已告痊愈。

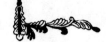

按语： 临床治疗慢性腹泻有以下体会：①腹泻长期不愈，可使津液耗损，肠道燥热，泄泻与便秘相兼；年老体衰，气血两亏，可使肠道传导无力而便秘。与泄泻相兼之便秘多属虚秘，治宜养血、清肠，以参苓补气，通补兼用。②劳倦内伤，久泻缠绵，使脾阳虚衰，升降失调，可形成泄泻。应重用白芍抑肝敛阴；白术补脾燥湿，协调肝脾。与陈皮、半夏为伍理气和中祛湿；配柴胡升阳散郁。配合参、草扶正益气；茯苓利湿宁心；葛根鼓舞胃气；砂仁、佩兰温中开胃以益化源；少加黄连燥湿厚肠。使肝气平、脾胃健、清升浊降，泄泻即止，收效甚捷。

增水行舟法——抢救急性肾衰一得

病案： 吕某，男，28 岁，沈阳市制锁厂工人。于 1975 年 9 月因胆系感染、败血症、中毒性休克入院。通过抢救休克恢复，但发烧不退，体温 38~40℃，恶心呕逆，24 小时无尿，曾用利尿剂速尿无效，导尿无尿液。理化检查：血象：白细胞 20.0×10^9/L，非蛋白氮 49.98mmol/L 以上，尿蛋白（＋＋＋），红细胞 3~5 个/高倍视野。确诊为急性肾衰、尿毒症，邀中医会诊。

9 月 21 日初诊，症见：表情淡漠、神思困倦，面目身黄显见，舌干质红、齿燥，脉象滑数有力，壮热，体温 39.1℃，小便闭涩，小腹部按之软、无膨隆，无汗出，时躁烦、口渴思饮，但医嘱严格控制液体入量，不令其饮水，已经放置导尿管，点滴不下。病析：温热病邪内伏阳明，从燥所化，耗肺阴，伤胃津，劫肾液，故发热、口渴、尿少、热

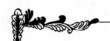

蒸无汗；肾热胃浊致齿燥。此为内热炽盛，壮热不解，上蒸烁肺，阴营耗损，清肃之令不行，肺之化源欲绝之势。上游乏源，下源枯涸，无水以行舟，导致小便不通，则无尿。诊为：癃闭，小便不利（急性肾功能衰竭）。治则：养肾阴、增津液、清邪热，以救欲绝之阴。不宜渗利，无水可行故也。采用增液汤合白虎、导赤化裁。处方：玄参25g、麦冬35g、生地30g、生石膏50g、知母15g、木通10g、沙参25g、石斛15g。水煎服，日3次。

9月24日复诊。服药第二天尿液稍通，24小时排尿250~300ml，第三天尿量略增至700~800ml，热势渐退。今小便通利，尿量增多至1500ml左右，已除掉导尿管。检查：神色略振，面目身黄略有减退，舌苔薄黄转润，小便自利，尿色混浊，茎中热痛，身重胸闷，心中烦扰，体温37~38℃之间，脉仍滑数之象。病析：前拟增液救阴之剂，津复水行，小便通畅。湿从下利，热随湿去，故热势略减，身黄渐退，阴复火降则舌齿转润。今尿液混浊、身重胸闷、发黄身热，乃湿热内伏之证。治宜仍按前方减去恋邪滞湿之生地，加清热利湿退黄之黄柏15g、茵陈30g、竹叶10g，意在巩固小溲之通畅。

9月29日三诊，小便通利，尿量增加，24小时量1500~2000ml。面目身黄逐渐消减，体温恢复正常。但面部虚浮，下肢微肿，头重少神，不欲言语，时而欲睡，呕逆不食，大便溏黏，腹胀，舌苔薄腻，脉沉滑而细。分析：前诊为真阴欲绝之尿闭，应用增液法使津复水行；今诊继阴损之后导致阳衰不济，气化不行，阴津不布，湿邪内蓄，则有面肢虚浮。阴邪留恋，湿浊内阻，干扰肠道则大便溏黏，犯胃则呕逆，浊阴不降则腹胀，上逆则头重欲睡，蒙蔽清窍则少

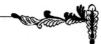

神、萎靡不振。预示尿毒症之前期征象。立法：化浊利湿，兼以泻热。采取导痰汤合茵陈蒿汤加减。处方：半夏15g、橘红25g、茯苓25g、甘草10g、牛胆星10g、茵陈25g、大黄10g、菖蒲15g、荷叶15g、藿香7.5g。

10月4日四诊，服药3剂，精神振作，浮肿消减，呕逆止，能进食，头重思睡改善。惟有大便稀溏，日3~4次，腹胀，饮食无味，口黏，疲倦少神，舌苔薄腻，脉沉缓两尺细弱。证析：服上方邪热清、湿浊化、胃纳好转，但湿多兼秽，浊阴羁留中焦，脾胃失和，故便稀腹胀、食少无味、疲倦乏力。证系清阳不升、浊阴不降。立法：理脾和中、化浊燥湿。采取香砂六君子汤加减。处方：砂仁10g、藿香7.5g、茯苓25g、橘红25g、半夏10g、甘草10g、苍术15g、佩兰10g、菖蒲15g、白蔻7.5g、苡米25g。经1个月的治疗，基本按上方随症增减，使清阳升、湿浊化，头昏、腹胀便溏逐渐改善，食欲增进，正气渐复。理化检查：血非蛋白氮正常，尿检未见异常，血象正常，诸症悉平，痊愈出院。追访已上班工作，未再复发。

按语：《温病条辨》曰："大凡小便不通，有责之膀胱不开者；有责之上游热结者；有责之肺气不化者。温热之小便不通，无膀胱不开证，皆上游热结与肺气不化而然也"。即热性病引起的小便不利多为热结或津液枯涸，无水以行舟而导致的尿闭，非膀胱气化不利的水蓄证。论证清晰，为治疗本病提供了依据。在治疗上重申："温病小便不利者，淡渗不可与也，忌五苓八正辈。"这强调应用淡渗利水之禁条，因为热病有余于火、不足于水故也。语言中肯，其理至明。若强欲渗利，不但小便不利反而动阳烁津，重伤阴液，有愈利愈枯、益渗益涸之弊，竭其津而速其死，促进肾阴之消

亡，使邪热充斥，促其内闭外脱不可救药之危候。

本病机理： 既非膀胱气化不开证，亦非水湿内蓄证，而是热结液枯，金受火刑，劫阴损营，气化维艰，清肃之令不行，绝其化源，导致小便不通，乃上游乏源下源枯竭证。故立法惟以滋水泄火为急务，采取甘寒养阴滋液之剂，兼清肺润燥，使金能生水，非增液白虎焉能挽回欲绝之阴哉。

辨证要点： "小腹部按之软、无膨隆"为依据，说明膀胱本无蓄水可行，非五苓散证（前医曾用速尿而尿液点滴不下）。若膀胱气化不利，水湿内蓄，或湿热蕴阻，淋涩不通，或脾肾阳虚，三焦决渎失常导致小便不利者，应治以化气行水、清热利湿之法。小便不利与伴有发黄的病机是相联系的，《伤寒论》指出："阳明病发热汗出，此为热越，不能发黄也。小便不利渴饮水浆，此为瘀热在里，身必发黄。"又指出："阳明病无汗，小便不利，心中懊侬，身必发黄"。《温病条辨》亦指出："阳明温病不甚渴，腹不满，无汗，小便不利，心中懊侬者必发黄"。

本病例特点是表现"无汗""小便不利""发黄"。无汗则热不得越，小便不利，郁热内蓄而导致发黄。这说明热随汗解、湿从下利则不致发黄，其理至明。小便不利是本病之主要矛盾，故二诊在增液白虎方剂中加入清利湿热之茵陈、黄柏，达到阴复、热清、尿利、黄退的目的，以收功效。

尿毒症常是原发疾病之最终结果。由于温热病邪诱发尿闭，经过救阴竭、复化源，解除内闭外脱之危，虽然尿闭得通，但损阴伤阳之后，机体功能尚待恢复。随着病变之深化，相继而来出现阳虚不济，阴无以化，痰湿内蓄，瘀久化浊（代谢功能障碍）。血中代谢产物瘀积内阻，弥漫表里，充斥脏腑，继肾功能衰竭之后，出现尿毒症前期征象。湿从

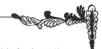

阳虚而生，浊是由痰所化，阳虚不济、湿浊不化是本病后期的必然结果。所以在立法上，关键在于化浊、利湿兼泄热解毒为主，以收全功，后以调理脾胃扶其正，以善其后。

　　凡某些急性病或热性病都可能导致急性肾功能衰竭。其主要临床表现是少尿或无尿。《景岳全书》载："小水不通是谓癃闭，是最危最急之证也。"小便不利不单是膀胱气化问题，其原因很多，热结、水蓄、气虚、液枯等均能引起。临证务虚细察，辨证准确，施法有据，选方恰当，方能奏效。今运用增水行舟法，治验急性肾功能衰竭，获得捷效。

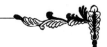

诊余漫话

经 验 方

古方今用——当归拈痛汤的临床应用

当归拈痛汤出自《医学启源》，系李东垣的老师张元素所创立。查老通过多年运用，临床验证认为：此方对湿郁为病、一切湿热毒邪为病确有卓效。具有除湿清热、消肿止痛、解毒散结、宣通经络之功，可上下分消、内通外泄，使壅滞之邪得以宣通也。

方剂组成：羌活、防风、升麻、葛根、苍术、白术、苦

参、黄芪、知母、茵陈、当归、甘草、猪苓、泽泻，水煎空心服（一方有人参）。方义：羌活透关节，防风散风湿，为君药；升、葛味薄，引药力上行，苦以发之、辛能达表，轻可去实，白术甘温、苍术辛温，可健脾燥湿，为臣药；湿热合邪，肢节烦痛，用苦寒之苦参、黄芩、知母、茵陈而泄之，血壅不流则痛，以当归辛温散之，甘草补养正气，使苦寒不致伤脾胃，为佐药；治湿不利小便非其治也，配猪苓、泽泻甘淡咸平，导其湿浊，为之使也。立法依据"湿淫于内，治以苦热，佐以酸淡，以苦燥之，以淡泄之。"组方合理，配伍精当，功能确切。

适应证：凡湿热相搏、湿热互结为湿邪毒热，表现为肢节烦痛、肩臂沉重，或遍体肿胀疼痛、膝踝关节漫肿作痛、皮下红斑，或长期发热不去，或全身性疮疡溃破、苔黄厚腻、脉弦滑或弦数，用之屡验。随症加减：皮下红斑加赤芍、连翘；下肢肿甚加防己、黄柏；足踝肿胀加防己、川牛膝；关节红肿热痛，伴有发热者加金银花、连翘。

论治经验：

（一）结缔组织病（红斑狼疮、皮肌炎）

凡证属湿热互结、湿邪毒热、湿热郁痹、瘀血内阻、壅滞肌肤经隧之间者，其临床表现为：全身肿胀，下肢明显，关节痛著，大便不实，尿少赤黄，或长期发热不解，身体沉重，胸腹痞满，病久心肌受累，或肾功能衰退者。

验案简介：刘某，女，35岁，干部。发热反复经年、全身肿胀、肢节烦痛，经多方医院诊为"游走性脉管炎""多发性静脉炎""类风湿"等，经治无效，后诊为"败血症"而入院。肝功及尿检查均有异常，最后会诊，确诊为系统性

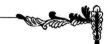

红斑狼疮。住院1年病情日益加重，意识蒙眬，曾两次发出病危报告，向单位及家属交待病情，安排后事，遂邀中医会诊。四诊检查：全身肿胀异常，皮肤绷紧，目不能开，颈强神昏，尿赤短少，舌胖苔厚腻，脉滑数有力，壮热，体温在38.5~40℃，持续不下。辨证分析：湿胜则肿，湿郁则热，热胜则痛，湿、热、痛是本病的特点。湿淫于内则身重烦痛；湿滞阳明，从热所化，阳郁于内则发热；浊阴上冒则神昏头重，"诸痉项强，皆属于湿"，湿邪确凿。此乃湿热壅结证。治当利湿清热、消肿解毒。采用当归拈痛汤加减，加银花、连翘、滑石。经服30~40剂，湿除肿消、热退痛止。上下分消其湿，诸症平复，痊愈出院。追访7年，未再反复，肝功及尿检查均恢复正常（详细病历在验案中述）。

按语：本病证候系"湿病"范畴。朱丹溪指出："六气之中，湿之为病，十之八九"。示明湿邪致病临床极为多见。此病例湿热之邪并重、充斥表里、弥漫三焦，溢于全身为肿，滞里则热，热胜则痛著。湿为阴邪，其性重浊，感之始头重如裹，项强而肿胀。内湿羁留则脾虚不能运化，外湿郁久而化热。采取利湿清热法，上下分消，内通外泄，使壅滞之湿邪得以宣通，收效甚捷。

（二）结节性红斑（风湿性关节炎活动期）

本病多由湿热内蕴、复感外邪、气血瘀阻脉络所致。多发于春、秋两季，常见于中青年妇女。临床表现为：皮肤红斑结节，小如黄豆、大至杏核不等，疏散分布，下肢明显，灼热肿痛，逐渐变成暗红色而消退。伴有四肢关节酸痛、下肢酸重、倦怠或轻微发热，舌质绛红，苔薄黄、脉多弦滑而

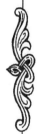

数。治则：利湿清热、化瘀散结。以当归拈痛汤加减。红斑结节明显者加丹皮、赤芍、生地清营凉血；下肢关节红肿热痛加金银花、连翘、黄柏、防己清热燥湿止痛，用之多验。

验案简介：徐某，女，37 岁，工人。患结节性红斑 4 年，每于春、秋两季复发。发时关节疼痛、下肢酸沉，且天气变化遇寒则复发。近 1 个多月症状加重，两下肢结节增多，行走站立肿痛尤甚，时有微热而来诊。症见：形体略胖，两下肢小腿部见有红斑结节，小如黄豆、大似蚕豆不等，疏散分布于胫部，伸侧明显，触痛，胀痛，部分红斑已变暗红渐退。伴有关节酸痛、神情倦怠、小溲黄、大便不实，舌苔薄腻、边有齿痕，脉见弦滑。此为湿热久羁下注、络脉痹阻、血瘀凝滞，形成红斑。诊为瘀斑、湿热痹。治宜除湿清热、化瘀通络。采取当归拈痛汤加减。加银花、连翘清热解毒；薏米除湿；川牛膝祛瘀通络，引药下行直达病所。经服 12 剂，结节渐缩小，大部分斑色变暗，触痛显轻，症状好转。但仍有关节酸痛，减升麻、黄芩，加穿山龙、细辛通络止痛。继服 12 剂，诸症改善，热清、湿利、痛除、斑消，大部分结节退尽，经治月余而获愈。

按语：本证始由风寒湿之邪外袭经络，日久化热，湿热内伏，羁留不去，气血运行受阻，湿、热、瘀合邪，耗伤气血，营卫失和，迁延不愈，湿热下注加深，形成红斑结节。湿胜则肿胀，热胜血壅则痛著，多因外邪引动而复，遇劳而诱发。治以除湿清热、内通外泄，使壅滞之邪得以宣通，收效甚著。

异病同治——小柴胡汤的临床应用

小柴胡汤是治疗少阳病的主方，为清透少阳、扶正祛邪而设。依据"伤寒中风，有柴胡证，但见一证便是，不必悉具"的原则，在临床应用非常广泛。发热是临床常见症状之一，是邪正交争的反应。各种感染性疾病长期发热或间断性发热，以及内伤发热，只要审证明确，把握主证，施用小柴胡汤辨证加减，每多奏效。

（一）外感发热

临床最为常见，四时皆有，多由寒温失度、起居不慎、感受外邪所致。宗以小柴胡汤扶助少阳经气，畅达转枢，使邪热外出，正胜邪微，汗出而解，收效甚捷。如赵某，男，49岁。于10月中旬，天气突变，外出不慎感受风寒，症见恶寒发热、头痛、四肢酸痛、体温38~39℃已2天，曾服解热药，但高烧不退，症状逐渐加重，咳嗽声重，痰吐清稀，舌苔白，脉浮紧。证系卫阳被郁、风寒外袭、肺失宣降。取法小柴胡汤透表达邪，加前胡、杏仁、紫苏疏邪宣肺。经服3剂，热退身静，但咳嗽频频，仍守前方加枳壳、陈皮理气祛痰，继进3剂，气顺咳止，诸症平复。

若感邪化热而咽痛、咳吐黄痰、流浊涕、口干身热者，乃风火上乘、气逆上冲，可取小柴胡汤去参枣之补，加枳壳、杏仁宣畅气机；助黄芩清肺；配金银花甘寒轻扬入肺，

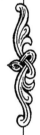

能散邪热；连翘苦能泻火，寒能胜热。并有柴胡之升清、半夏之降逆，一升一降，痰热下行，使肺火清、咽痛消、浊涕除、咳逆自平。《三字经》曰："兼郁火，小柴清"之语，确属经验之谈。若表证未除，里证复起，症见高热不退、口渴汗出、气粗胸满、呕逆不食、舌红少津苔黄、脉洪大或弦数者，此乃邪热炽盛，深入阳明气分，损阴耗气，表里俱热者，宜小柴胡合白虎汤主之。柴胡微寒、散热达表，使半表半里之邪得以外解；黄芩苦寒、清里退热，使半表半里之邪得以内泄，伍白虎退邪阳，以救耗散之阴，得人参以固正阳，鼓舞正气，以助祛邪，使阳能生阴，此寒温并用，清透并用，功专退热，获效甚捷。

病案：齐某，女，52 岁。外感 1 周，高热不解。胸片提示：右肺上叶片状影，血象：WBC 20.0×10^9/L。入院静滴、内服抗生素、解热剂，发热逐增，体温持续 38.8~40.0℃，肢体烦痛、身不能支、口渴汗出、呕逆不食、胸腹满、大便秘、舌红苔黄少津、脉洪大而数。证析：头身疼痛、往来寒热为表证未解，口渴汗出为热邪入里，呕逆腹满为里证又急。此乃少阳、阳明合病，表里俱热证。法当清解内外之热，取小柴胡合白虎汤加大黄通腑清热，以救其急；白芍酸寒以救其阴；加芦根甘寒清胃止呕。服药 3 剂，诸症改善。复查 WBC 7.2×10^9/L，明显好转，但尚存微热，体温 37.6℃，此乃余邪未解，正气未复，仍宗前方减去大黄，继进 3 剂，热退身静，食欲转好，舌质转润，脉象和缓而告痊愈。

（二）内伤发热

低热为常见症状，多见于慢性疾病、感染性疾病及功能

性发热（结核、风湿、慢性泌尿系炎症）等。以发热缓慢、病程长为特点。症见烦劳则张、身倦乏力、气少懒言、自汗易感、食少便溏、头昏形寒、舌淡、脉象微弱等。

病案：张某，女，40岁，体质素虚，又兼劳累过度，出现间断性发热，病已经年，多在活动后发热明显，体温37.3～37.6℃，伴有自汗、头昏、心悸怕冷、纳少便溏、舌苔薄白、脉沉缓而细。此系劳倦内伤、气虚不固、阳不秘藏、虚阳外越而发热。法当扶正祛邪，使元气旺盛，达到营卫协调。采用小柴胡汤调和营卫以扶正，合当归补血汤益气养血，加砂仁、木香健胃和中，服药6剂，饮食渐进，低热减退，诸症改善。继服6剂使营卫和、气血充、虚衰复、精神振、低热消除而痊愈。

按语：此属劳倦内伤、营卫失和证。小柴胡汤不但用于外感，又能治疗内伤诸病。少阳枢机不利、升降失调、正气虚衰，被阴拒于外而发热，小柴胡汤和解之。该方使年余低热而告愈，获效颇佳，法出仲景，足见一斑。

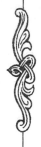

（三）产后发热

产后发热善用小柴胡汤者可取效。产后出血过多、阴血暴虚、阴不敛阳、阳浮于外则微热持续不下，伴见汗出恶风、心悸头昏、舌淡脉细弱，以小柴胡汤合四物以益气补血养营，多可收效。不宜寒凉，唯恐凝血之弊；若恶血不净，停留胞宫，阻碍气机，营卫失和而发热，表现血下不畅、夹有血块、寒热时作、小腹胀痛、舌质暗、脉弦细。治以小柴胡汤合生化汤，另加丹参以养血行瘀，功效显著，不可犯峻攻耗伤正气之戒。若气血损伤、感受邪毒、侵犯胞宫、热入血室、湿浊之气与气血搏结则发热恶寒，伴有小腹拒按、舌

红苔腻、脉象洪数则为实热证。采取小柴胡汤扶正祛邪，减去参枣之补，重加金银花、连翘清热解毒，配公英、玄参泄热散结，每多见效。若产后百脉空虚、腠理不密、卫阳不固，外邪乘虚而入，邪正交争，恶寒发热，用之尤有良效。如治田某，26岁。产后7天，出院返家，时值初秋，感受风吹，于傍晚恶寒发热、头身疼痛、鼻塞流涕、苔薄白、脉浮虚。证系产后多虚之体卫阳不固、外邪易侵，腠理为风寒所闭，恶寒发热、苔白脉浮为风寒表证。施用小柴胡汤，扶正祛邪，加桂枝、白芍以和营卫；配荆芥、防风以解表，投药3剂，热退身静，诸症迎刃而解。

《医宗金鉴》指出：产后发热非止一端，产后体虚、感受风寒，卫阳被郁；败血停留，营卫失和，乃生寒热；失血过多，阴血亏损，阴不敛阳；感染毒邪，蕴结胞宫，阳胜则热；调摄失宜，劳则伤气，阳不秘藏，皆能发热。临证务必详察，审因论治，遵照虚者补、损者益、瘀者消、热者清、实者泻之原则论治，还应注意产后多虚多瘀的特点。

（四）泌尿系感染

本病多见于女性，临床以腰痛、尿涩尿频、小腹拘急为主症。中医谓之淋证。初起多见实热证，迁延日久，反复发作，可转为慢性多虚多寒证。如治秦某，女，48岁。尿道炎史，时发时止，半年来间断性低热，体温常在37.2~37.5℃，过劳则加重；伴有腰痛、小溲不利、小腹胀坠、尿频不已；检尿 WBC 8~10个/高倍视野、RBC 3~5个/高倍视野，另伴形寒肢凉、面色萎黄、舌淡润、脉沉弦而细。此属病久体虚、元阳不足、下焦虚寒、湿邪内伏，拒阳于外则微热，脾肾两虚则遇劳而发、逢寒则复之劳淋。

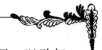

采取小柴胡汤扶正祛邪，加桂枝、黄芪温阳化湿，以助气化，配金银花、连翘清热化湿。服药6剂，症状明显好转，腰痛尿频改善，小腹胀坠缓解，微热不显。效不更方，仍宗前方加杜仲、补骨脂强腰益肾，继投6剂以巩固。复查：微热消除，体力恢复，诸症改善，尿检查无异常所见，使半年低热、尿道感染经治1个月痊愈。追访1年，未再复发。若舌红苔腻、脉弦细而数、小溲不利、尿赤涩痛，此乃湿热蕴结下焦。仍用小柴胡汤去参枣之补，以防恋邪，合导赤散泄火利湿，加生地滋阴凉血，木通清泄湿热；竹叶清凉功能通利；滑石清利，利水不伤阴，泄火不伐胃，其效尤著。

益火之源——真武汤的临床应用

《伤寒论》曰："少阴病……腹痛，小便不利，四肢沉重疼痛，自下利者，此为有水气……真武汤主之"。真武汤为温阳散寒利水而设。附子为真武汤之主药，性味辛热，可壮肾中阳、散寒化水，使水有所主。白术甘温苦燥，可建立中土、助脾行水，使水有所制，为臣药。生姜之辛散可佐附子扶阳主水、拨开阴霾，意寓化水；茯苓之淡渗可佐白术健土制水，从上下行以降水，意在利水；附子为纯阳之品，补火扶阳有余，须防伤阴，妙加白芍之酸收，能敛阴和营，为使药。全方壮元阳以消阴翳，逐留垢以清水源，组方严谨，配伍精炼，可知仲师用心之奥妙。真武之温热能发越阳气、开腠理、司气化、散寒邪、利水源，上助心阳以通脉，中助脾

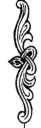

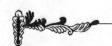

阳以健运，下助肾阳以益火。临床用于症见面色晦滞、神疲乏力、形寒怕冷、肢凉、小便不利、大便不实、全身浮肿、心悸怔忡或气喘不续、舌质暗紫或淡润、脉沉迟而涩或结代者，凡属阴证、寒证、虚证，用之屡验。查老在多年医疗实践中，运用温阳利水、益气化湿之法，以真武汤化裁，治疗水肿、怔忡、水气病疗效显著。

（一）慢性充血性心衰

凡素有各类心脏病史，反复发作，临床表现为不同程度心动悸、气喘、尿少、浮肿（下肢为甚）、口唇发青、颈脉动、肝大、脉数疾或结代，用之多效。施用真武汤常配加益气利水之黄芪、温阳化水之桂枝、平喘行水之细辛；消肿祛水之五加皮。具有温肾阳、救心阳之效，命名为"温肾救心汤"。常加五味子、人参敛肺气、益心气，使心肺得补、肾阳得复、水湿得化、心阳复振、心衰可解，达到阳复阴化、气化水行、肿消悸安的目的。本方功擅力宏，鼓舞心肺机能，使血脉充盈、改善循环，控制心衰的发展，屡收卓效。

水肿、心悸、怔忡是慢性心衰的主要表现，而心衰常与心悸、水肿、气喘相并见。《素问·水热穴论》云："故水病下为胕肿大腹，上为喘呼，不得卧者，标本俱病，故肺为喘呼（肺心病）；肾为水肿（肾病），肺为逆不得卧。"是形成心衰水肿与喘的病理。阴胜阳衰，水邪内伏则肿；水气凌心则悸；肺失于宣降则喘，导致心悸怔忡、尿少浮肿、喘不得卧、口唇青、形寒肢凉之水气病表现。水为阴邪，非阳不化，得温则行，得寒则聚。经云："寒淫所胜，治以辛热。"真武之辛热，重在温阳利水、扶阳抑阴，审证

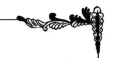

准确，安危立见。

（二）肾病综合征

肾病综合征以高蛋白、高血压、高血脂、血浆蛋白低为主要特点，属中医水肿、虚损之列。多由肾阳衰微、阴胜于内，聚湿形成水肿。若肾病日久肿甚者，非大剂温补不为功。益火之源，化气行水，非真武汤莫属，用之无不效验。脏腑之气化源于肾之阳气。"阳旺则气化，而水既为精，阳衰则气不化，而精既为水"。若肾阳衰微，气化无力，脾之枢机虽运，但肾之关门不开，则水无主无制，水气为患，泛溢成灾矣。人之一身，制水者脾也，主水者肾也。肾为胃之关，关门不利，聚湿而从其类也，用真武汤则功专力强。出现蛋白尿可加老头草、金樱子，利水固肾摄精；尿中出现红细胞加狗脊、小蓟强腰补肾止血；尿少加车前子、猪苓利尿除湿；下肢肿甚加防己、苍术化湿燥湿；高血压加杜仲、怀牛膝降压；咳喘加杏仁、陈皮、枳壳理气祛痰和胃。

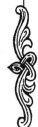

治疗慢性胃炎系列方剂的临床应用

慢性胃炎是一种常见病，其表现不一，施法用药各异，每以降逆和胃、养阴和胃、益气和胃三法论治，用之屡效。

1. 降逆安胃汤

组成：陈皮 15g、半夏 15g、茯苓 15g、甘草 10g、枳壳 15g、竹茹 10g、白芍 15g、代赭石 25g、芦根 25g、胆草

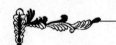

7.5g、黄连 7.5g、山栀 7.5g、生姜 10g。

功能： 疏胆、降逆、清热、和胃。

主治： 慢性返流性胃炎，胆气犯胃。症见口苦呕恶、胃脘痞满、食后饱胀、嗳气反胃、嘈杂等。

用法： 先将药用水浸泡 20 分钟，再调适量水煎 2 次，首次煮沸 30 分钟，二次煮沸 20 分钟，取两次药汁混合，分 2 次，早、晚各 1 次服。

方解： 方内二陈行气开郁祛痰，使痰消气畅火降，口苦呕涎可除；枳壳、竹茹理气利膈和中，胃胀痞满胁痛可消，为主药。胃宜降则和，故取赭石平肝，善降逆气；芦根清热，专顺胃气；诸逆冲上，配胆草泄肝胆上冲之火，使呕哕嗳气口苦可平，为辅药；诸呕吐酸，用黄连清泄中焦之火，山栀泄三焦之火，使反胃泛酸、嘈杂烦热可解，为佐药；白芍养血和营、敛阴止痛；生姜止呕功专，以疗呃逆不食，为使药也。全方可使肝胆之气平，以司疏泄，有利脾胃之升降，胆随胃降，胆胃和谐，诸症自愈。

随症加减： 胃脘痛加元胡；胁痛加金铃子；腹胀加木香、莱菔子；返酸加乌贼骨、大贝；不任寒凉去山栀、胆草，加砂仁、吴萸、佩兰；大便秘结加火麻仁、麦冬。

歌括： 降逆安胃温胆汤，连栀胆草清泄良；芦根赭石专镇逆，敛阴白芍呕生姜。

按语： 返流性胃炎在纤维胃镜下可发现。其发病多因情绪急躁波动而诱发。据临床表现属中医反胃、呕逆、胃痞之列。病变虽然在胃，亦涉及肝胆。《灵枢·四时气》载："善呕，呕有苦……邪在胆，逆在胃"。胆胃关系甚为明确。胆液之排泄须藉肝之疏泄，下输胃肠，随胃气之通降以助消化。若胆火上冲，胆液不能通降，上逆返流则呕哕吐苦。胃

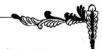

失和降则胃脘痞满，嗳气泛酸，纳少便秘，属胆气犯胃证，故以温胆汤疏胆安胃。胃主和降，以通为顺，故与镇逆汤为伍，以降胃气，配芍药甘草汤，酸甘化阴和营，缓急止痛。三方化裁加减可调畅气机，使胃降浊清，对反流性胃炎用之屡效。

病案： 岳某，女，30岁，干部。胃病史6年，每遇情绪波动多复发。胃脘胀满，不欲饮食，呕逆吐苦，嗳气呃逆。经胃镜检查，诊断为胆汁返流性胃炎、慢性浅表性胃炎，经治不愈。近2个月胃脘胀满加重，饮食不思，食后饱胀，嗳气呃逆频作，隐痛连胁，呕苦水，时吐逆，间有泛酸，舌绛红、苔薄白，脉弦细。证系胆火上冲犯胃，胃失和降则呕哕，胆液外泄则呕吐胆汁，胃气逆则吐逆、上腹饱胀、胃脘痞满、嗳气泛酸不食，矢气较舒，大便不畅。诊为：反胃、呕逆、胃痞（胆汁返流性胃炎）。治宜疏肝降逆和胃为主。取降逆安胃汤加减。

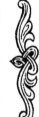

处方： 陈皮15g、半夏15g、茯苓15g、甘草10g、枳实15g、竹茹15g、白芍15g、代赭石25g、芦根25g、胆草7.5g、黄连7.5g、山栀7.5g、生姜10片。经服12剂，呕逆口苦大减，痞满好转，呃逆平，饮食思进，情绪转佳，精神振作，诸症改善。仍宗原方连续继服18剂，胃脘胀满消失，反胃嘈杂平复，饮食如常，呕苦泛酸不显，诸症平复。胃镜复查：幽门开合正常，返流病变不显，临床治愈，未再复发。

2. 养阴消痞汤

组成： 柴胡15g、半夏15g、西洋参5g、甘草10g、黄芩10g、麦冬15~25g、玉竹25g、白芍15g、黄连7.5g、吴萸4g、莪术15g、山栀10g、生姜10g。

功能： 疏肝养阴，和胃消痞。

主治：慢性浅表性胃炎、轻度萎缩性胃炎（胃痞）。凡肝郁化火、胃阴耗损而症见胃脘痞满、食后胀甚、饥不欲食、嘈杂、嗳气泛酸、胃部灼热、心烦、口苦咽干、大便干结、舌红少津等症者。

用法：同降逆安胃汤。

方解：胃喜和降，故取小柴胡平肝和胃、调和营卫、通利三焦，使胸胁苦满、心烦欲呕、口苦咽干、不欲饮食得以消除，为主药；阳明燥土喜润，得阴则安，故与养胃汤为伍，加强清热养阴、益胃生津之力，可使胃阴得复、津液复生、舌干转润，为辅药；配合左金丸辛开苦泄、抑肝和胃，使胁痛、嘈杂吞酸可解，为佐药；白芍养血和营、缓急止痛，山栀清泄三焦郁火以除烦热，莪术行气、消积除痞，"开胃化食"（《本草备要》），调和肝胃，使脘腹胀满可消，且能止痛，为使药。全方可使痞满得消、嘈杂可除、灼热可解、开胃进食则愈。

随症加减：胃痛加元胡；胃胀加枳壳、金铃子宽中消胀；食后痞满加内金、焦楂以助胃化食；呃逆加代赭石、芦根清胃镇逆止呕；不任寒凉减去黄芩、山栀之苦寒，加砂仁、佩兰温胃和中；大便不畅加火麻仁、瓜蒌以润肠；重用麦冬 50g 养阴清降；吐酸加乌贼骨、大贝；舌红少津加石斛、丹皮养胃阴。

歌括：养阴消痞小柴汤，玉竹麦冬益胃良；山栀清泄白芍佐，连萸莪术护胃强。

按语：慢性浅表性胃炎是一种常见病，中年以上更为多发。据临床表现属中医胃痞、嘈杂、嗳气范畴。本病多由肝失疏泄、横逆犯胃、日久化火、灼炼津营、胃阴耗损所致。胃以通为顺、以降为和、润之则安，不通则痛、不降则胀、

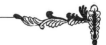

不润则嘈，胃失和降则导致胃脘痞满，饥不欲食，食后益胀，嘈杂懊恼不安，嗳气频作。病久迁延，入络致瘀，可使胃粘膜病变加深，促进胃络损伤，形成萎缩，以致恶变。若扪之则痛甚、面色晦滞、形体消瘦、舌暗青紫、舌下络脉瘀血或颗粒点状出血，可提示恶变前期。务须胃镜病理检查，方不致误，早期发现尚有治疗希望。

病案：海某，男，42岁，银行工作。胃病史7~8年，经常胃部不适，胀闷灼热感，食后胃胀益甚，隐约似痛，知饥不欲食，时有泛酸呃逆。曾入院胃镜检查，诊断为慢性浅表性胃炎、轻度萎缩性胃炎。经治疗效果不显。现病史：近半年胃脘痞胀明显加重，胃脘不时嘈杂不安、隐约作痛，食后嗳气呃逆频作，口苦欲呕，心烦不寐，腑气不爽，排便不畅黏滞感，舌红少津，脉弦而细数。该病始于肝气犯胃、气机不行、日久化火、胃阴耗伤、胃络受损、通降失调。诊为：胃痞、嘈杂（慢性浅表性胃炎）。治法：疏肝养阴、和胃消痞。取方养阴消痞汤加减。处方：柴胡15g、半夏15g、甘草10g、黄芩10g、西洋参5g、麦冬25g、玉竹25g、白芍15g、黄连10g、吴萸5g、山栀10g、莪术15g、金铃子15g。服药12剂，胃部胀气觉舒，痞满改善，嘈杂嗳气明显好转，但有时呃逆、大便不畅，效不更方。仍宗原方加芦根25g清胃降逆、火麻仁25g润肠。继服20剂，诸症改善，胃脘痞满消除，知饥能食，纳谷知香，口苦呕逆嘈杂消减，大便通畅。继进10剂，使数年反复发作之胃病平复，饮食如常，体力增加。经胃镜复查，黏膜病变较前显著改善。追访1年，正常上班，一切正常，未再复发。

3. 温中养胃汤

处方：黄芪50g、桂枝7.5g、白芍15g、炙甘草10g、砂

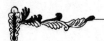

仁 7.5g、藿香 7.5g、陈皮 15g、半夏 15g、茯苓 15g、太子参 20g、焦术 15g、干姜 5g。

功能：温中散寒，益气和胃。

主治：慢性胃炎、慢性浅表性胃炎、胃窦炎。凡脾胃虚寒证，表现胃脘冷痛、隐痛绵绵，喜按喜暖，得食则安，食后胃胀，嗳气痞闷，口淡无味，泛吐清水，四肢不温，大便溏薄，脉沉缓而细。

用法：同降逆安胃汤。

方解：小健中为建立中气、温脾散寒之主方。加黄芪补中益气功专，以助中焦升降之机，使脾胃健运、饮食增进，复化源，以补诸虚不足之证，为主药；四君是补气之总司，与之为伍振奋脏腑机能，可使水谷之海受纳腐熟功能增强，营卫协调，气血化生，脾气足，精充神旺，神疲倦怠可复，为辅药；配合二陈理气止逆、燥湿祛痰，以除脾胃之寒湿，为佐药；加砂仁、藿香温中化湿、和胃止呕，内金健胃化食，山药补脾气、促进胃肠机能，以司升降，为使药。全方配合使胃脘胀满可消，呕逆嗳气、泛吐清水可除，冷痛隐痛可解，使胃中和、纳谷香、大便调、体虚形瘦可复。

随症加减：吐苦加黄连、吴萸；胁痛加元胡、金铃子；大便稀加苍术、莲肉；气滞加木香、厚朴。

方歌：温中养胃黄芪桂；香砂二陈芍药配；四君参术茯苓草；干姜散寒暖脾胃。

按语：本证属胃脘痛、胃痞、饥嘈、反胃之列（慢性胃炎、慢性浅表性胃炎、返流性胃炎）。表现脾胃虚寒证。其发病之因多由长期饮食不节、饥饱失常、过食生冷、寒温不适、积寒胃中，致伤脾胃之阳，或由情志不畅、劳倦内伤、

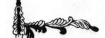

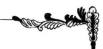

气机不行、升降失调，导致虚寒作痛、胃脘隐痛、形寒喜暖、痞满腹胀、嗳气泛呕、大便稀溏等。脾宜健宜升，胃宜和宜降，中阳不运，升降失调，故取黄芪健中汤合香砂六君子汤化裁加减而成。治以甘温补中、散寒止痛、健脾和胃之剂，使胃得养、痞满胀痛可除，用之多效。

病案：吴某，男，40岁，业务员。即往有胃病史10年之久。经常胃脘不适、隐约疼痛，时愈时发，胃部怕凉，遇寒则复发，饮食不慎即痛，痛时喜暖喜按、得食略安，平时嗳气不舒，胃脘痞胀，常欲呕逆，时泛冷涎，曾入院胃镜检查示：胃窦黏膜红白相兼、充血、水肿显著，胆汁返流。诊断：慢性浅表性胃炎、返流性胃炎、胃窦炎。经治症状缓解，始未痊愈。现病史：近2周饮食不当，胃痛复发，隐痛绵绵，口泛清涎，胃脘痞满，喜按，得温觉舒，大便稀溏，面色萎黄，形体消瘦，疲倦少神，舌淡苔白，脉沉缓无力。此乃素有脾胃虚寒证，复因饮食不节损伤脾胃，中焦阳气不运，寒湿内聚。久病致虚则中阳不振，失其温运，营卫不足，气血亏虚，故出现面色无华、精神萎靡、神疲乏力，为脾胃虚寒证。诊为：胃脘痛（中阳不运）、反胃（慢性胃炎、慢性浅表性胃炎）。治法：温中散寒、益气养胃，投以温中养胃汤加吴萸5g。

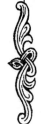

复诊：服药6剂，胃痛缓解，胃胀痞满改善，但时泛清涎。照上方加佩兰10g、厚朴7.5g以温胃化浊。连续服用3个月，随症略为增减，胃脘痞闷、嗳气平复，饮食如常，体重增加，面色转润，形寒肢冷改善，大便匀调，寝食俱安。诸症悉平。遂停药观察，慎用生凉，注意饮食调摄，生活规律。随访1年，饮食如常，未再反复。正常上班工作。

育阴潜阳——明志汤的临床应用

方剂组成：石决明 20g、草决明 25g、远志 15g、生牡蛎 15g、川芎 15g、菊花 25g、蒺藜 15g、蝉蜕 25g、百合 15g、五味子 10g、荷叶 7.5g。

功能：育阴、潜阳、息风、镇志、安神。

主治：阴虚阳亢、心肾不交引起的心烦不寐、心悸、眩晕头痛，以及失志伤神、忧郁不解、恐惧不安等症。

用法：水煎口服，日 2 次，早、晚餐后服用。

随症加减：忧郁善虑加菖蒲；多梦加焦栀、莲心、夜交藤；舌红少津加丹皮、石斛；肢麻肌颤加全蝎、天麻；惊惕不安加磁石、龙齿；急躁易怒加代赭石；头痛加蔓荆子、僵蚕；大便稀溏加山药、莲肉，去决明、牡蛎；食少纳呆加鸡内金、焦山楂；呕哕加芦根；腹胀加金铃子。

方论：本方选二决明、牡蛎、蝉蜕为主药，以育阴潜阳；配芎、菊、荷叶为辅药，升清以提神；以辛散苦泄之蒺藜疏散肝经之风热；交通心肾用远志；配百合、五味子益心肾、除疲劳，使心安则寐，忧郁可解。提神健脑需菖蒲，使志得安；火扰神明多怪梦，清心除烦用栀、莲；丹皮泄阴分之热，石斛养胃肾之阴，化火伤津必须用；肝实则怒，赭石镇肝有效；肾虚则恐，龙齿、磁石应验；络脉失养虚风动，全蝎、天麻息风灵；白僵蚕祛风泄热，善化痰兼止痉；蔓荆子泄热升清，治头痛引目功专；清胃热、止呕哕用芦根；平肝气、消胀痛施以金铃；决、牡味咸性寒，脾胃虚寒务去；

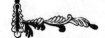

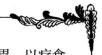

莲、药益气助脾，腹泻便溏必加；内金、焦楂快胃，以疗食少纳呆。以上用药临证应灵活变通，施用得当则疗效甚佳，确能收到预想的效果。

按语：本方来源于医疗实践，借决明、远志两味药之尾字而命名，明志汤善治五志引起的情志之病，故名。

神经官能症多由劳思太过、五志过激，情绪波动引起脏腑功能失调，导致体内阴阳气血紊乱而诱发。据临床表现涉及中医的心悸、不寐、郁证、脏躁等病。其症状繁多复杂，主要表现为失眠，严重时导致彻夜不寐，只要一入睡相伴而来进入冗长的梦境，实为痛苦。迁延不愈则复杂怪症接踵而来，精神萎靡不振，甚至悲观失望。本病主要矛盾是"阴阳失调"。阳不入阴、心肾不交是失眠的主要病机。欲使阳潜入阴，阴能敛阳，达到镇志安神的目的，就必须育阴潜阳，使水火相济，阴阳协调，心安则寐，神志得养，精充则神旺，恢复神经疲劳，余症迎刃而解。这是本方立法之寓意，体现异病同治精神。

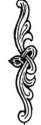

盖肾藏精、心藏神，脑为神之府，精神之所舍也。阴阳协调、心肾相交、精神畅旺、气和则志达，方能"阴平阳秘，精神乃治"。否则，出现恐惧不安则伤精（肾）；精伤则志不宁；思虑不解则伤神（心）；神伤则气弱胆怯。精神俱伤，致使阴不能敛阳而内燔的病理，导致不寐症。久之出现惊惕不安、多疑多虑等一系列症状。

查老认为本病在治疗上不宜用参芪之品，因其助阳耗阴，使病证多变，拖延愈期。凡归脾养心补益之类，往往不能取效。本方适用于虚证，若肝胆火炽、痰热内扰之实证，非本方所能及也。

病案一：白某，女，30岁，教师。病史：2年来因工作

繁劳紧张，经常不眠，每在深夜寂静时，辗转反侧不能入睡，必须服镇静药方能朦胧昏沉入睡。醒后不解疲劳，工作适应不了，经常间断地休息。近半年失眠加重，伴有心悸头痛、神疲乏力，逐渐阅读困难、头昏脑胀、记忆力减退、耳鸣多梦、手足心热、大便不畅、尿少短赤、腰膝酸软、面色略润、精神抑郁、两目少神，舌红绛少津、脉弦细。综合分析，证系肾阴不足，水不上承，心阳独亢，干扰神志，导致虚烦不寐。阴虚志不宁则多梦，日久精营耗损则脑髓不充，故见神疲善忘、头昏耳鸣、阴虚内热、小溲黄、大便秘、手足心热等。诊断：不寐（心肾不交）。治法：育阴潜阳，镇志安神。投以明志汤加减。

处方：生石决明15g、生牡蛎15g、珍珠母25g、远志15g、莲心10g、菖蒲15g、百合25g、五味子10g、夜交藤25g、蝉衣25g、地骨皮15g、丹皮10g。复诊：服药9剂，睡眠好转，不用安眠药亦能入睡，但睡不实。头昏头痛减轻，手足心热减退，舌红转润。但仍记忆力衰退、耳鸣、神疲乏力，此乃病久营卫气虚、精力未复。仍守前方加太子参15g，枸杞15g继续连服1个月，据症略为增减。自觉症状明显改善，精神略振，头昏头痛不显，大便通畅，诸症平复，正常工作。

病案二：吴某，女，29岁，工人。病史：1周前下夜班，突遇醉徒拦路而受惊以致夜寐不宁、睡而惊醒、醒不能再睡。只要一入睡则凶梦惊醒，心中惶惶不安，汗出气短。近日失眠逐渐加重，伴惊悸不安、倦怠少神、不思饮食、神志呆滞、忧郁不乐、时而委屈欲哭、形体消瘦、面色萎黄、舌淡少苔、脉细无力。综上分析：证系体质素弱、心虚胆怯，突受意外惊恐，惊则气乱，神不守舍，致心神恍惚，寝

食俱废。恐伤肾精，惊伤心神，精神俱伤，心肾两损，以致怵惕不安、心虚胆怯。诊断：失志伤神，惊悸、不寐。法当镇志安神，投以明志汤化裁。

处方： 百合 20g、五味子 10g、珍珠母 25g、远志 15g、蝉蜕 20g、夜交藤 25g、菖蒲 15g、灵磁石 25g、龙齿 25g、麦冬 15g、莲心 10g、焦楂 25g、鸡内金 15g。水煎服，日 2 次，早、晚服用。复诊：服药 9 剂，神志略安，入睡好转，能睡 2 小时，但睡而不实，饮食思进，但仍心有余悸、惊惕不安、气短出汗、全身乏力。此系心气不足、营血亏虚、心不得安。仍宗原方加太子参 15g、当归 15g，以益气血、养心神。随症略有增减，连续服用 1 个月，睡眠明显改善，惊恐感稳定，神态恢复，饮食如常，诸症平复，随访半年，情况良好，未见复发，一直上班工作。

清营解毒汤的临床应用

方剂组成： 金银花 25~50g、连翘 15~25g、公英 10~25g、板蓝根 10~20g、丹参 15g、玄参 10~15g、麦冬 10~15g、生地 15g、黄连 7.5~10g、莲心 10g、竹叶 10g。

功能： 清热解毒、养阴护心。

主治： 病毒性心肌炎（初期），具有上呼吸道感染症状，伴胸痛、胸闷、心悸。心电图提示 T 波改变，频发室早，心律不齐，心肌酶两项增高者。

用法： 水煎口服，1 日 2 次，早、晚分服。

随症加减： 心动过速加珍珠母、柏子仁镇志宁心；心动

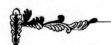

过缓加五味子、桂枝养心益气；心烦不寐加百合、夜交藤清心安神；心胸闷痛加莪术、红花行瘀开痹；胸闷憋气加葛根改善心肌缺氧；咳痰加川贝、枳壳祛痰理气。

方论：本方系《温病条辨》之清营汤合清宫汤化裁而成。以金银花、连翘、公英、板蓝根相伍可清热解毒，以除邪热，为君药；配玄参、麦冬、生地养心阴、保津液，以复耗损之心营，为臣药；加黄连、莲子心、竹叶清心除烦、宁心安神，使心悸可除，为佐药；取丹参养血通脉宣痹，以疗心胸疼痛，为使药。全方既能清热，驱除余邪，以防伤正，又能复耗损之气阴，以护其心，具有和血通脉、改善心肌病变之功，有较好的疗效。

方歌：清营解毒益气阴，银翘板蓝地丹参；黄连公英玄参麦，莲心竹叶可酌斟。

按语：病毒性心肌炎多继发于病毒性感冒之后，常见于15岁以下的儿童，但近几年来青壮年发病亦屡见不鲜。查老以温病学说之"温邪上受，首先犯肺，逆传心包"之理论指导本病论治，取得较好的效果。本病多由外感时邪而诱发，始于由表及里，热伤营阴，毒热内陷，或伏邪内发，心肌受累，心肺同病是其病变规律。

病案：孙某，男，21岁。感冒反复，发热2次，经治疗症状好转，但低热不退，相继出现心悸气短、心胸闷痛、神疲乏力、心烦不寐，已2个月。心电图提示ST-T改变，频发室早、心律不齐。心肌酶检查：谷草转氨酶、乳酸脱氢酶升高。诊为病毒性心肌炎。症见：面色红润，舌绛红少津，咽部潮红，脉细数兼见结代。证系温热病毒传里化热，心营耗损则心悸气短胸痛，热扰心神则发为不寐，犯肺则咽痛咳痰，此为心肺同病。法当清营泄热，养心阴为主，投清营解

毒汤加射干 10g、鱼腥草 15g 以祛痰利咽。连服 10 剂，发热减退，夜能入睡，舌干转润，脉细数，结代消失，但齿龈渗血。此乃余邪不解，迫血上溢。按原方加旱莲草 20g、丹皮 10g，继进 15 剂，自觉症状改善，体力恢复，复查心电图及心肌酶谱，均恢复正常，诸症平复，上班正常工作，未再复发。

乳腺平消汤的临床应用

方剂组成：当归 15g、白芍 15g、柴胡 15g、茯苓 15g、白术 15g、王不留行 25g、瓜蒌 25g、大贝 15g、甲珠 7.5g、牡蛎 30g、海藻 20g、淫羊藿 15g、香附 25g。

功能：理气解郁，消坚散结，调和冲任。

主治：乳腺增殖症（乳癖）。症见乳房内有大小不等的圆形肿块，硬而不坚，推之可移动，皮色不变，乳内胀痛。

用法：先将药用水浸泡 20 分钟后，调加适量水，煎煮 2 次，首次煮沸 30 分钟，二次煮沸 20 分钟，取两次药汁混合一起，分早、晚 2 次服用。

方论：百病多生于气，"气血冲和，百病不生"。然肝虚则血病，故选逍遥散为主。归芍养血敛阴和营；肝郁脾受其制，采用柴胡疏肝、苍术理脾，为主药，使木郁达之，脾土得运，疏逆而和中。伍用王不留行、山甲珠、瓜蒌、大贝活血化瘀、宣通脉络、利气散结消痰，为辅药。配牡蛎、海藻化痰软坚散结，为佐药。加淫羊藿补益肝肾、调补冲任；合香附疏肝理气、调理气机、利三焦、解六郁、通行十二经之

143

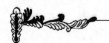

气，为使药。全方可使气机条达、营卫和调、气血流畅，诸症自愈，乳癖消除，多奏良效。

方歌：逍遥乳腺平消汤，不留甲贝瓜蒌方；海藻牡蛎淫羊藿，香附开郁乳癖康。

随症加减：两胁胀痛加青皮、金铃子、乌药；心烦不眠加莲心、珍珠母、远志；食少不纳加鸡内金、焦山楂；包块粘连，有恶变倾向者加慈菇、白花蛇舌草、半枝莲、莪术以解诸毒、除坚散结。

按语：乳腺增生是中年妇女多发病，中医谓之乳癖。本病多由情志郁结、气机不畅所致。忧思伤脾，营气被遏，气滞痰凝；怒气伤肝，肝失疏泄，循经而发于乳则胁痛乳胀。或冲任失调、气血壅结、气滞血瘀、痰瘀互结，形成乳房内肿块并逐渐增大。常于月经周期前后乳房包块胀痛加重，或因情志变化，包块随喜怒而消长。以乳腺增生、扪之活动、质硬而不坚、无粘连为特征。若推之不移、有粘连者，可提示有恶变。应注意检查，早期发现、早期治愈尚有生机。本方系临床实践验证方，对乳腺增生症施用得当，确有良效。

病案一：韩某，女，41岁、公社干部。病史：3年来经期失调，每于经前乳房胀痛，经后症状缓解。近半年发现左乳房上方扪到包块，有胀痛感且逐渐增大。经病理检查诊断为乳腺增生。虽经治疗，终未痊愈。症见：面色萎黄，舌绛少津，精神抑郁，脉弦细。于左乳房上方触到肿物，如卵黄大小、质硬不坚、推之可动、无粘连。证属肝气郁结、冲任失调、血气壅滞，积久而成包块。诊为乳癖（乳腺增生症）。治法为疏肝理气、化瘀散结。投乳腺平消汤加青皮10g，进服6剂后，复查：乳房包块渐缩小，质硬变软，乳胀消减。

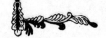

144

仍宗前方继服9剂，乳房胀痛不显，肿块消失，诸症平复。经2年追访，经期正常，乳腺增生未再复发。

病案二：马某，女，52岁，商店职工。既往史：周期性月经前后乳房胀痛，现经断已3年。最近发现左乳上方有一肿块，质软不硬，推之可活动。经医院检查诊为乳腺增生，经服西药未见好转而来中医治疗。症见：形体肥胖，神情忧郁，少气懒言，扪左乳房内可触及一包块，形大如杏核，质软不坚，推之可移动，皮色不变，关节酸痛，大便不实，舌绛苔白腻，脉沉弦而滑。据症分析：证属痰湿之体又兼情志内伤，致脾失健运、肝失疏泄，气滞痰郁，循经上行于乳，故乳房胀痛、形成结块。诊为乳癖（乳腺增生），投以乳腺平消汤，连服12剂，诸症大减，乳房胀痛改善，肿块缩小质柔。照方继服6剂，乳房包块完全消失，经追访痊愈，未见复发。

抗饥消渴汤的临床应用

方剂组成：西洋参5~7.5g、麦冬15~25g、黄柏10g、龟板10~15g、生熟地各30~50g、五味子10g、玉竹15~25g、枸杞15~25g、黄连10g、天花粉25g、知母10~15g。

功能：养阴益气，润燥止渴。

主治：非胰岛素依赖型糖尿病。适用于气阴两虚及燥热内燔而伤阴损液者。

用法：水煎口服，日2次，早、晚饭后服用。

随症加减：肢端麻痛加红花、当归、细辛温经止痛；尿

道灼热阴痒加公英、黄连清热解毒、利湿热；大便稀溏加山药、莲肉、苍术助脾益气；疖肿疮疡加黄连、公英、菊花清热解毒；口渴甚加葛根、生石膏生津止渴；皮肤燥痒加夜交藤、蝉蜕润燥止痒；目昏不明加决明子、沙苑子养阴明目；消瘦加菟丝子补不足、肥健肌肉；胃浊呕逆加芦根降逆止呕、佩兰宣化湿浊；浊脂内积（高脂血症）加山楂化积散瘀；槐花清泄营分之热；若湿郁气虚、脾胃虚寒证方内可去大补阴丸，更四君子汤加黄芪，增强五脏机能，益气血生化之源，扶正起衰，改善消渴。

方论：本方以生脉散、大补阴丸为基础加减化裁而成。采取酸甘化阴之生脉散，使耗损之气阴津营得复；配泄热滋阴、润燥保津之大补阴丸，两方合用，使阴虚消渴得除；加玉竹、天花粉生津止渴；二地、枸杞甘滋补肝肾，使真阴亏损得以改善；伍用黄连意在燥湿清热、控制感染。全方滋阴益肾，使精气充足，五脏得养，下焦得固，多尿可除。

按语：消渴病始于阴虚引起燥热，两者相互影响，本方以养阴益气为主。在消渴发病整个过程中，肝肾阴虚是其本（各种因素化火伤阴，肝肾同病）；肺胃燥热是其标（初期表现肺胃症状）；气阴两虚是其常（由实转虚的演变）；湿热寒湿是其化（太阴湿化，郁久化热，脾阳虚衰，寒湿内生）；瘀浊阻络是其变（久病入络致瘀）；火湿浊瘀是其因（燥热化火、湿郁化浊、久病致瘀）；阴阳衰竭是其果（后期精气被夺，多种并发症）。此论点确属经验之谈。

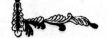

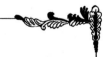

宣导通闭汤的临床应用

方剂组成：黄芪 75g、车前子 30g、甘草 20g、升麻 7.5g、怀牛膝 25g、淫羊藿 15g、滑石 25g。

功能：益气升清，通闭利水。

主治：癃闭、小便不利（老年前列腺肥大）。

用法：每剂水煎煮 2 次，早、晚分 2 次服。

方论：方中黄芪益气补中、助阳化气，为君；车前子主气癃、利水道，下走膀胱以行水，为臣；甘草补三焦元气、可升可降、助气化、通其闭塞，为佐；升麻上行，气升则水降、牛膝下行、活血通脉，以助升降之机，淫羊藿主阴寒、茎中痛、利小便、益气力，为使；配滑石利窍、通行上下表里之湿，尿道涩痛可除；全方补气力专、升举元气、化气行水，使小便得以通利。

随症加减：大便秘结加肉苁蓉 20g；尿道涩痛加公英 25g、木通 7.5g；咳喘加杏仁 15g、细辛 5g。

方歌：宣导通闭共七味，车前甘草黄芪倍；升麻怀膝司升降，滑石利窍淫藿配；润燥苁蓉喘杏细，尿痛公英加可贵。

按语：老年癃闭多由脏腑虚衰，无以助阳化气，肾气不足，阴无以化，开阖失调则小便不利。本方立意不是单纯利尿，功在上开肺气，以司肃降；升举中气，以升清泄浊。上气升则下窍自通，乃下病上取之法。此汤系黄芪甘草汤的衍化。《医林改错》载："治老年人溺尿，玉茎痛如刀割，不论

年久日深，立效。"此法适用于老年人之尿闭。

病案：孙某，男，63 岁。2 年来小便排出无力，尿后余沥不尽。每逢寒凉则排尿困难，小溲点滴而下，小腹胀急。曾去医院检查，诊断为前列腺肥大。每次发病必去医院导尿方能缓解。近 1 周尿少，溺不得出，尿道涩痛，小腹膨胀，腰膝酸软，神疲，表情痛苦，舌润，质绛暗，舌下络脉色紫，脉沉缓而细。此乃年老多虚之体。阳虚于内，肾气不充，不能温运气化，肺气虚肃降无力，不能通调水道则癃闭。投宣导通闭汤 3 剂后，小溲通利，小腹胀急减轻，尿液逐增。续进 3 剂，排尿正常，症状改善，诸症悉平。随访 1 年，未再复发。

温肾救心汤的临床应用

方剂组成：炙附子 7.5g、白术 25g、茯苓 25g、白芍 15g、黄芪 50g、五加皮 25g、细辛 5g、桂枝 7.5g、五味子 10g、甘草 10g、生姜 15g。

功能：温阳益气、化湿利水。

主治：阴胜于内，水湿停聚，上凌心肺引起的心悸怔忡、尿少浮肿、喘不得卧、口舌青紫之水气病（肺心病、风心病）、慢性心衰。

用法：先将药和水浸泡 30 分钟，水煎煮 2 次，混和一起，分 2 次服。餐后 1 小时左右服用。

方论：本方系真武汤衍化。寒淫所胜，治以辛热。附子壮阳益肾、温寒化水；苓、术健脾制水，水去则悸安；白芍

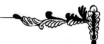

酸收、敛阴和营；生姜温散水气；配黄芪益气利水；桂枝温阳化水；细辛平喘行水；五加皮消肿祛水，使气化水去而肿消，配五味子收敛肺气，以益心气，使心肺得补，相得益彰。阳复而水化，改善循环，肾阳得振，心衰可解。

随症加减： 下肢肿甚加防己 15g；上感咽痛加鱼腥草15g；咳喘加车前子 25g、杏仁 15g；呕逆不食加砂仁 10g、藿香 5g。

方歌： 抗衰温肾救心汤，桂附苓术化湿强；益气黄芪与芍味，消肿五加细辛姜；下肢肿甚加防己，上感咽痛鱼腥良；咳喘杏仁车前入，呕逆不纳有砂香。

按语： 慢性心衰是临床常见重症之一。查老在多年医疗实践中运用此法治疗心衰，屡见成效。慢性心衰的结果是心肺两损、气血两耗、正虚邪实，最终精气被夺，出现心阳衰竭之危候。其病理变化为标在心肺，其本在肾，阳气虚衰，水湿不化，内停为肿；上逆凌肺则喘；内遏心阳则悸。肿、喘、悸是心衰的主要表现。肾阳既衰不能温运心阳，进而导致血行涩滞，呈现口唇青、肝大、颈脉动等血瘀证候。在治疗上，依"病痰饮者，当以温药和之""形不足者，温之以气"的理论，对控制心衰、改善循环具有指导意义。因其衰而彰之，是本方立法之旨。本方在于温补，温补可以化气，从而达到阳复阴化、水行悸安的目的。盖"风心"及"肺心"两病，一是外邪内侵，留恋血脉，内舍于心，心肌受累；一是内伤痰饮，肺气先损，痰浊壅塞，水邪内伏，累及心阳。两病始发病因虽然不同，但殊途同归，最终转化为心阳衰竭。

本病具有瘀血内停的证候，论治采取何法为宜，是温阳益气固其本，还是活血化瘀治其标，是治心衰的主要环节。

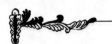

查老认为：首先应扶正为主，正复则邪去，气充则血行。若心衰尚未改善，切不可化瘀攻邪，徒伤正气也。正气愈虚，气血瘀难复，邪气侵凌则可导致病势恶化。待心衰控制后，在温阳益气的同时，兼以化瘀，攻补兼施，尤为必要。

心安Ⅱ号的临床应用

方剂组成： 丹参 500g、檀香 100g、香附 300g、川芎 100g、红花 200g。

制法： 以上药共为细粉，加蜜 1200g 为丸，每丸重 10g（制成 240 丸），每丸含生药 5g。

用法： 每服 1 丸，每日 2~3 次。

功能： 化瘀行滞、调理血脉。

主治： 胸痹（冠心病、心绞痛）。凡血瘀气滞引起心慌气短、憋气、阵发性心胸疼痛、痛掣肩臂者。

方论： 本方系丹参饮的演化。原治气血互结之心胃气痛。丹参入心、肝二经，具有活血补血、化瘀、善通血脉之功；檀香为理气之要药，可利胸膈，能散胸中之气滞；香附能通行十二经气，解六郁，止诸痛，行气而止痛；川芎为血中之气药，开诸郁，行气活血，有降压、扩张血管作用；红花化瘀行血通络，使瘀行血畅而痛止，达到"通者不痛"之效。

方歌： 心安Ⅱ号用丹参，檀香香附可酌斟；川芎红花行瘀滞，心胸闷痛效如神。

按语： 本方组成以丹参为主要药物，据药理研究报

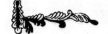

道，丹参具有增加冠脉血流量、降低心肌耗氧量、调节心血管系统、改善微循环、促进心肌病变恢复的作用。于1978~1980年曾在门诊及病房先后用心安Ⅱ号治疗冠心病、心绞痛病例近300例收到较好的疗效。这些病例经医院确诊，心电图有明显改变者，大多数病例多属冠脉供血不足、心绞痛，部分并发高血压，服用心安Ⅱ号后自觉症状减轻，对心电图的恢复、降低胆固醇、降低高血压都有一定作用。大部分病人服药3~5天后病情稳定，心绞痛症状基本得到缓解。这些病例的共性规律是都有胸闷憋气、阵发性心胸疼痛。在应用心安Ⅱ号的同时，根据中医辨证特点，结合病人具体病情、不同证候，可适当选用一些汤剂配合，临床效果更为显著。

病案一：刘某，女，62岁，退休工人。高血压已10余年，近年来反复发作心悸胸闷、压气感。突于月初左胸刺痛，不敢呼吸，疼痛移时稍缓，少时又发，痛彻心背，头出冷汗，遂到医院急诊。心电图示：窦性心律、ST段下移。提示冠心病心绞痛。血压160/100mmHg。经治好转。近几天胸闷气塞，左前胸阵发性疼痛，痛引肩臂，出冷汗，含服硝酸甘油即缓解。现复发心痛较频而来诊。症见：表情痛苦，声低气弱，时善叹息，舌绛色暗，舌尖有瘀点、舌边瘀斑隐现，脉弦数兼涩象，胸闷如窒、痛掣胸背每日4~5次，头出冷汗，心悸，左臂酸麻。证系素有阴虚阳亢、阴营烁炼、心脉失养则心悸不安，气机阻滞则胸闷如窒，时发叹息，日久气滞血瘀、血行不畅、瘀阻心络、心气不通则心胸闷痛。诊为：心绞痛（血瘀痹阻心脉）。治当行气活血、化瘀通脉。投以心安Ⅱ号20丸，每日3次，每次1丸，用药1周。复查：服药后胸闷窒塞感减轻，心胸疼痛次数减少，

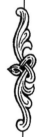

151

每日偶发 1~2 次，痛减为隐约作痛，气息渐复。照方继投，连续服用 2 周，精神尚佳，胸闷心痛改善，诸症平复。复查心电图 ST 段恢复正常。为改善心脏功能、巩固疗效，继投心安Ⅱ号 2 周量。嘱其休息好，勿过劳。追访半年，心绞痛一直未发，体力恢复，尚能操作家务。

病案二：闻某，男，48 岁，旅社工作。既往史：高血压 10 年，胸闷憋气，曾 2 次入院，诊为冠心病，动脉硬化，高血压。经常心胸发闷，时发心痛，含服硝酸甘油立即缓解，但不根除。近 1 个月来，心悸气短、胸中窒塞感加重，心前区压迫性痛，长出气，痛时出汗。每次发作持续 1~2 分钟，含服硝酸甘油方缓解。心电图示：窦性心动过缓，54 次 / 分、ST 段改变，提示冠脉供血不足，心绞痛。症见：心胸闷痛堵塞感，隐痛不已，失眠腹胀，血压 138/90mmHg。形体肥胖，面色晦滞，精神不振，呼吸气短，舌淡苔薄白、边有齿痕，脉弦细而涩兼见结代。证系体胖多湿，痰湿上犯，心阳被阻，气机不畅则胸闷气短；络脉阻滞，"不通则痛"，故心痛时发；浊阴不降则腹胀大、便溏。诊为胸痹（心阳痹阻）。治法：温心阳、化痰湿。取瓜蒌薤白半夏桂枝汤加减以宣阳通痹，配合心安Ⅱ号化瘀行滞、调理血脉。复诊：服药 6 剂，胸闷窒塞感明显好转，呼吸较畅，心胸疼痛改善，偶发 1~2 次，隐痛不甚，食欲增，腹胀减，精神转佳。但活动后仍有气短、心悸，继投心安Ⅱ号，连续服用 1 个月，心胸疼痛消失，精神畅旺，脉律整，结代消失，自觉症状悉平。心电图示：窦性心律，正常心电图。已正常上班工作。

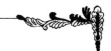

水邪消遁——九龙汤的临床应用

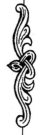

方剂组成：当归、熟地、枸杞、金樱子、山萸肉、芡实、莲肉、莲须（蕊）、茯苓。

功能：补肾养心、滋阴和阳、健脾益气。

主治：各型慢性肾炎尿蛋白有阳性改变者。

用法：水煎口服，日2次，早、晚饭后服。

随症加减：尿蛋白阳性者加黄芪、党参、菟丝子、五味子扶正益气固涩；尿中红细胞明显（热迫营血渗溢）加旱莲草、黄柏养营清热止血；气不摄血酌加狗脊、菟丝子、五味子补肾益气止血；腹水加水红花子、细辛利尿行水消水；高血压加益母草、杜仲、怀牛膝利水湿而降压；舌红少津加石斛、丹皮养胃肾之阴；下肢肿甚加桂枝、防己温经以化湿；大便溏薄加山药、苍术健脾燥湿；尿液混浊加萆薢分清泄浊；阳虚减去枸杞、熟地，以防湿滞邪恋；阴虚可加知母、黄柏、龟板滋阴补肾。全方扶助正气，利于机体的恢复，促进肾功的改善，使尿蛋白阳性转阴，具有较好的效果。

方论：方内当归、枸杞、熟地益血养营、滋补肾水、填精髓、益真阴、安五脏、强形体、专补肾中之气，为主药。配金樱子、山萸肉、芡实味酸涩，主收敛，涩以固脱，苦以养心、养血气、益精髓、壮筋骨、健脾养阴、补肾固精，为辅药。伍以茯苓利窍、祛湿逐水、燥脾补中功专，为佐药；莲肉养心益肾、补脾益气、补虚益损；莲须（蕊）清心通肾、固精止血，为秘精气之要药，为使药。全方可使脾气

健，湿邪去，水肿消，正气复，肾气强，精秘固，精气足，腰痛除。辨证加减运用收效显著。

按语：慢性肾炎多由急性肾炎迁延不愈发展转化而来。但亦有部分一发现已成为慢性者。临床表现以水肿、尿少、蛋白尿、高血压为主症。若肾病日久正气渐虚，阴阳气血耗损，五脏失养，脏气虚衰，终致转为虚损重症。

查老在多年医疗实践中，运用九龙汤（丹）为基础，治疗慢性肾炎可谓得心应手，取得较好的疗效。只要施用得法，辨证加减适度，一举万当，多奏良效。方剂来源：丹溪九龙丸，方载于《景岳全书》卷59，治肾虚精滑；九龙丹——《六科证治准绳》方，载于《中国医学大辞典》，治研丧太过，败精失道，滑泄不禁。两方药味相同，功能主治一致。

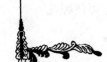

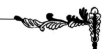

药用心悟

话　细　辛

　　细辛为辛温药，气盛味厚而性烈，具有一定的毒性。古有"细辛不过钱"之说，久为人们所重视。《本草纲目》载："若单用末，不可过一钱，多则气闷塞，不通者死"（1钱相当于现代3g重）。"细辛不过钱"是指散剂（粉剂）而言，非包括煎剂，符合中国药典规定内服用量1~3g。细辛确有一定的毒副作用，用之当慎。据现代实验报道，细辛含挥发油，有镇静作用，多用可使呼吸肌麻痹而致死。"细辛不过钱"的警语确有其道理。但是细辛功用多能，疗效确切，配伍得当可提高功效，起到事半功倍、画龙点睛的作用。查老多年医疗实践中善用细辛，确保用药安全，通常用量以5g为宜（煎剂）。经验证明，细辛不得少于5g，否则疗效不佳。现将应用细辛选方配伍经验数则总结如下。

1. 痛痹（坐骨神经痛）

　　气血为寒湿之邪所闭阻则经脉不通，或继发腰椎间盘突出症，气血瘀阻而诱发。其症始于腰臀，走窜下肢，多见一侧筋脉挛急胀痛，以活动后痛剧为特点。血得温则行，取细辛温而能散，驱逐寒邪，通络止痛，常与穿山龙、红花、羌

活、川牛膝为伍。穿山龙性甘苦温，舒筋活血，善除闪腰岔气、扭伤腰痛；红花化瘀通络，以助穿山龙之力；羌活疗百节痛风、筋脉挛急有灵；牛膝引诸药下行，直达病所，疗效甚佳。

2. 风寒湿痹（风湿性关节炎）

细辛温经止痛功著，凡邪闭经络、寒凝血脉、阳气不通、湿邪留滞之关节肿胀酸重、屈伸不利、遇寒则加重者，取细辛芳香透达，散寒力强，达表入里，为通痹之要药，既能散足少阴在里之寒，又能搜筋骨之风湿，内宣经络、疏通关节，外行孔窍、直达肌肤，无微不至。常与天麻、全蝎、穿山龙为伍，可除风湿、止痹痛、温通经脉。寒胜可加川乌 5g 以驱散寒邪；湿胜加防己、苍术祛湿燥湿；风胜加防风疏散上下风邪；痹久血瘀加当归、红花温经止痛、活血化瘀，独具疗效。

3. 四肢厥寒、两手青紫症（雷诺征）

"两虚相得，乃客其形"。本病多由阳虚血弱、外受寒邪所致。多见于年轻妇女。表现以两手指变苍白色，渐进转为青紫发凉，兼有刺痛，每遇寒凉季节多复发、症状加重为特点。临床常见于皮肌炎病变（皮痹、肌痹），多伴有手足厥凉、肌肉酸痛。《伤寒论》指出："手足厥寒，脉细欲绝"。即阳气外虚，不温四末则厥。阳不复则邪不去，阴血内弱，脉行不利，则脉细欲绝。血不充则脉不起，故宜温通血脉、驱逐寒邪，取寒者温之法。宗当归四逆汤加黄芪、红花使阴胜血涩、四肢厥冷得以改善。细辛辛温走窜，散表里寒邪以温经，合当归活血通脉以止痛，为君；桂枝、芍药调和营卫，为臣；枣、草、黄芪益气扶正，为佐；通草、红花利九窍、通血脉，为使。全方可使阳气复、寒邪去，手足转温，肢痛消除，每多奏效。

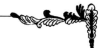

4. 腰痛（内伤腰痛）

肾精亏损、骨髓不充、腰脊失养或挫伤闪腰均可致腰痛。凡腰膝酸痛、腰间重坠、痛处喜按、遇劳痛甚、卧则痛减、反复发作者，取细辛温经散寒、通络止痛，常与补骨脂、杜仲、怀牛膝、熟地、穿山龙联合应用，功效甚佳。补骨脂能补相火以通君火、暖丹田、壮元阳；杜仲辛温入肝肾，《本草汇言》载："凡下焦之虚非杜仲不补，下焦之湿非杜仲不利，足胫之酸非杜仲不去，腰膝之痛非杜仲不除……补肝益肾，诚为要剂"；牛膝甘苦酸平，专补肝肾、活血逐瘀、引药下行；熟地滋补肝肾，腰痛足酸可愈；穿山龙舒筋活血、强壮筋骨，腰痛可除。此方为青娥丸之变方，去核桃仁易牛膝，使精气内充、血脉通调、强壮腰膝。对内伤肾虚腰痛诸疾，验证多效。

5. 迟脉症（心动过缓）

迟脉为阳气虚衰、内伤虚损所致，多属虚寒不足证。心电图可见房室传导阻滞。表现为：心悸气短，疲倦乏力，头昏少神，气短懒言，形寒怕冷，面色少华，舌质淡，脉迟无力，常与涩脉并见。此病多起于寒邪入侵，致心气不足，鼓动无力，则见脉迟无力；阳气虚衰，血不营络，脉中空虚，则脉见迟涩。"阳不胜阴气血寒"，表现一派虚寒不足证。取细辛温经散寒，功擅力专，外散表寒、内温少阴。肾主一身之阳气，而心阳有赖肾阳之温煦，方能推动有力。常与生脉散为伍，益气复脉，提高心率，增强心肌耐缺氧能力。脉得气则充、失气则弱，五味子具有补不足、养五脏、加强益气复脉功能，配合桂枝、附子功效最佳。人参得桂枝可温通心阳、兴奋心脏，使营卫调和，心悸可宁，脉搏可复；得附子助元阳不足，温养少阴在里之寒，使正气内强，形寒怕冷、

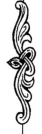

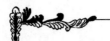

气短少神诸症得以改善。全方具有补肺益气、通心复脉功能，对阳气虚衰、真阴内虚、血少之迟涩脉症，用之多效。

6. 结代脉（心律不齐）

"结脉多因气血凝"，结代脉为寒凝气血、脏气虚衰所致的临床较为常见的脉症。多为气血虚愆、真气衰微，或久病阴血亏虚、心脉失养，或痰浊瘀血壅阻心脉而形成。多见于心功能不全者，表现为本虚标实证。临床见症：胸中闷塞，膻中闷痛，阵发性刺痛，痛引肩背，时痛时止，伴心悸怔忡。心电图可显示：心肌缺血、心律不齐。面色晦滞、舌质青暗、舌下络脉色紫、脉结兼涩象。乃寒凝气血，血瘀阻滞，脉络不畅，心脉痹阻证。取细辛温阳通脉，常与四物汤为伍，温养血脉、宣通经络，配合丹参饮活血化瘀、通利血脉，既能行血分之瘀滞，又能生新血而不耗血，改善心功能，纠正心律不齐。若见面部虚浮少华、舌质淡胖、边有齿痕、苔薄腻、结代脉兼沉缓者，乃湿浊痰瘀，胸阳被遏，心阳受阻，常与瓜蒌薤白半夏桂枝汤为伍。使胸阳宣通、湿浊得化、痰瘀消除；再加枳壳行气和中，橘红理气祛痰、调畅气机，胸痹则愈。

7. 水肿、气喘、心悸、水气病（慢性心衰、肾病）

水肿是慢性心衰与肾病的主要表现。而心衰、水肿常与心悸、气喘相并见。《素问·水热穴论》曰："故水病下为胕肿大腹，上为喘呼，不得卧者，标本俱病"。在肺则喘，在肾则肿，在心则悸，是形成心衰与喘的病理（肺心病、风心病）。肾气虚衰、水湿不化则尿少、浮肿、肢凉，甚则腹水（肾病）。水气凌心，心阳被遏，则导致心悸。细辛为温经行水化湿之要药，《本草备要》载："能行水气"。经云："寒淫所胜，治以辛热"。常与真武汤为伍以益火之源，重在温阳

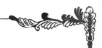

利水、扶阳抑阴，相须为用。盖水为阴邪，非阳不化，得温则行，得寒则聚。真武之温热能发越阳气、开腠理、司气化、散寒邪、利水湿。附子上助心阳以通脉、下助肾阳以益火、中助脾阳以运化，妙加黄芪益气利水，桂枝温阳化水，五加皮消肿祛水，细辛平喘行水。兼五味子敛肺气、益心气，心肺得补，相得益彰。达到阳复阴化、气化水行、肿消悸安之功。本方功擅力宏，鼓舞心肺机能，使血脉充盈，改善循环，控制心衰的发展，有较好的疗效。对阴盛阳衰、水邪内伏、上凌心肺引起的心悸怔忡、尿少浮肿、喘不得卧、口唇青之水气病，异病同治也，屡见卓效。下肢肿甚加防己；胸水加葶苈子；腹水加水红花子；呕哕加芦根；纳呆加砂仁、鸡内金，无不效验。

8. 脱疽（血栓闭塞性脉管炎）

本病是一种慢性周围血管性病变，多发于男性青壮年。阳气内虚，气血不充，或外受寒湿，导致气血凝滞，迁延日久则经脉阻塞，寒凝血瘀。表现为患肢凉甚、麻木痛楚、皮色变紫、遇寒则痛剧。取细辛芳香气浓，善走窜疏通脉络。气行则血行，常与附子、桂枝、川牛膝为伍以温经散寒通脉。配四妙勇安汤（金银花、玄参、当归、甘草）联合应用可消痈解毒、活血镇痛。此法为寒温并用，适用于早期脱疽未溃者，有一定疗效。

9. 虚证耳聋

《灵枢·决气》曰："精脱者耳聋"，肾气通于耳，精气不足，不能充养清窍，则导致耳鸣耳聋。取细辛香窜、通利九窍，为通窍引经之要药。配蝉蜕轻浮之体，清气上升，上达于脑，善治头面诸疾，常与益气聪明汤为伍，以补气升阳、通九窍、利耳目。耳为肾之外窍，为十二窜宗脉所灌注，内通于脑，宣通耳窍可使清阳上升，九窍通利，耳聪目明，耳鸣耳聋则愈。

话麦门冬

麦门冬其味甘平、微苦寒，入心、肺及胃经，润泽心肺，以通脉道，滋阴养营，生津益血，其功能有五：

1. 润肺养阴

清燥救肺汤为代表方，方内麦门冬、杏仁、桑叶、枇杷叶常与金银花、沙参、黄芩合用。对温燥伤肺、肺阴不足之干咳无痰、气逆而喘、咽干喉痒，用之多效。

2. 益胃生津

益胃汤为代表方，方内麦冬、生地、玉竹、沙参、冰糖对胃阴不足之食欲不振、食后胃满、知饥不能食，用之多验。依"阳明燥土，得阴则安"之理，对胃痞、嘈杂（低酸性胃炎），常与石斛、莪术、白芍、枳壳、内金为伍，用之多验。若胃气上冲致呃逆频作，可与芦根、枇杷叶、半夏合用以降逆和胃，收效甚佳。

3. 清心除烦

以清宫汤、清营汤为代表方。两方互参，联合使用，泻热除烦，用于外感温邪、热伤心营之心悸、气短、神昏，或低热不解、胸闷（病毒性心肌炎），或心烦不寐，可加百合、夜交藤，多奏良效。

4. 安神复脉

炙甘草汤、生脉散为代表方，方内参、麦、枣、草益气

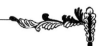

而复脉；地、胶助营血而宁心；五味敛心气。心主血脉，脉者血之府也，肺朝百脉。麦冬功可润泽心肺以通脉道。全方益血生津、通心复脉、补肺清心，使气充而脉复。对气虚血少之结代脉、心动悸，真阴内虚之脉绝气短、多汗（心动过缓、心律不齐），效验最佳。

5. 润燥通便

燥证表现在外则皮肤粗糙；在内则津少液亏，在上则咽干鼻燥，在下则肠枯便难。麦冬甘能生血、寒能胜热、润能祛燥，甘寒滋润，火平而燥退。养胃气从润肺，肺肃降则便通。凡老年便燥、胃燥肠枯、真阴耗损、营血亏虚者，麦冬有专功。常与火麻仁、枸杞、何首乌、当归相伍，滋阴润畅，功效甚佳。《本草新编》载："麦门冬泄肺中之伏火，清胃中之热邪，补心气之劳伤"，润肠枯、降冲逆、止呕哕之功效确切。用量大小不一则效果不一，如火伏在肺，灼烁内液，非重用不举，火势焉能克制；热炽于胃，熬尽其阴，不重用火不能平熄；胃燥肠枯津亏，必须投以重剂方能取效，施用得当，安危立见。但脾胃虚寒证务必慎用。

话 杜 仲

杜仲味甘辛温，可补肝肾、强筋骨、益精气、调冲任、暖子宫、安胎元，且具有降压之功。《本草汇言》载："凡下焦之虚非杜仲不补，下焦之湿非杜仲不利，足胫之酸非杜仲不去，腰膝之痛非杜仲不除。……补肝益肾，诚为要剂。"杜仲专主下焦，功能确切。临床应用有三：

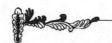

1. 常与补骨脂、怀牛膝、五味子联合应用

凡内伤腰痛见坐起困难、腰间重坠、卧则痛减、遇劳加剧之肾精亏虚、骨髓不充之证，治以青娥丸之变方，使精气内充，血脉通畅，强壮腰膝，疗肾虚腰痛诸疾验证多效。补骨脂能补相火，通君火，暖丹田，壮元阳；怀牛膝甘苦酸平，专补肝肾，强壮筋骨，活血化瘀，引药下行；五味子酸温，养五脏，主虚损劳伤，腰背酸痛可除。

2. 与续断、狗脊、阿胶、菟丝子相伍，益血安胎

凡肝肾亏损、冲任不固导致之胎动不安、滑胎、胎漏欲坠者，以杜仲与续断、狗脊、阿胶、菟丝子相伍治疗，功效尤著。

3. 与桑寄生、夏枯草、黄芩、怀牛膝为伍

杜仲与桑寄生、夏枯草、黄芩、怀牛膝为伍可补益肝肾、通调血脉，能使血压下降。但杜仲需要炮制，生用疗效不佳。

话 蝉 蜕

《本草备要》载："蝉，饮风露而不食，其气清虚，而味甘寒。"质轻味薄无毒，入肝、肺二经，具有清散风热、利咽喉、熄肝风、解痉挛、定惊痫、透痘疹、明目退翳之功，其治疗的病症有六：

1. 不寐、不得眠

"蚱蝉，日出有声，日入无声，止夜啼"（《本草经百种录》）。不仅医治小儿夜啼有验，且对成人不眠亦有效。因其

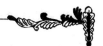

昼鸣而夜息，故有镇静安神作用。蝉禀金水之精，能启下焦之水，上合心火，水火相交则寐。常与百合、夜交藤、五味子为伍，相使为用。百合润肺宁心；夜交藤、五味子养心安神，效果显著。

2. 风疹块（过敏性荨麻疹）

本病多由外受风热或风寒，搏于皮肤，或其他致病因素，导致皮肤出现大小不等的风团，扁平隆起，随搔痒而发，遇寒逢热则加重，常与蒺藜、白鲜皮、连翘为伍。蒺藜祛风止痒；白鲜皮气寒善行，味苦性燥，可除湿止痒；连翘可解毒透邪、清热止痒，相须为用，收效甚速。若慢性反复发作，久病必瘀，可宗先贤"治风先治血"之明训，配加红花、赤芍同用，疗效颇佳。

3. 肌衄、斑毒（过敏性紫癜）

本病是由于某种过敏性因素引起小血管变态反应所致的出血性疾病，以儿童为多见。表现为四肢皮肤紫癜，关节作痛，常波及于肾，引发紫癜性肾炎。此乃风热湿瘀交阻脉络、内闭营分所致，常配金银花、连翘清热解毒、疏散风热，可改善毛细血管脆性、调节机体免疫功能；紫草甘寒入心肺，功能凉血解毒、透疹消斑，使热伤血络、外溢皮肤之瘀斑消退，收效颇佳。

4. 痉挛、抽搐（惊厥）

小儿风热外感、热盛内动肝风及其他因素引起的手足拘急抽搐，常与钩藤、羚羊角为伍。蝉蜕清虚之体，善能解痉，协钩藤息风止痉；羚羊角平肝息风功专，每获功效。

5. 口眼㖞斜（面瘫）

蝉蜕辛甘微寒、轻灵透达，以疏风通络、清热息风、解痉之功为能，擅缓解肌肉痉挛，治疗面肌麻痹时常与牵正散

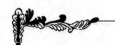

配合，能搜风邪外出，疗效甚著。

6. 痒风（皮肤瘙瘙症）

全身性瘙痒多由血燥而外受风邪，郁闭肌肤，不能外泄所致。蝉蜕体轻浮，可除风热，透达力强，善治皮肤病症，取其以皮走皮之意。时珍云："治皮肤疮疡，风热用蝉蜕"。常与当归、川芎、夜交藤、赤芍、蛇蜕为伍，归、芎养血和血；夜交藤通络祛风；赤芍清热凉血；蛇蜕祛风止痒。凡皮肤瘙痒，用之多验。

话 全 蝎

《本草纲目》云："（全蝎）色青属木，足厥阴经药也，故治厥阴诸病"。李东垣云："蝎乃治风要药"。全蝎具有良好的熄肝风、止痉挛、搜邪风、通络脉、止诸痛、攻毒散结功能，这已被临床所证实。治疗头痛、风湿痹痛、偏枯、口眼㖞斜、震颤、癫痫、抽搐、神经系统疾病，颇具效验。

1. 偏头痛

全蝎长于祛风、息风解痉、止痛。常与天麻、钩藤、菊花、石决明、夜交藤相伍，共奏平肝息风、通络止痛之效。每取全蝎粉末 0.5~1.0g，分 3 次吞服，日 2 次，奏效甚捷。

2. 顽固性头痛

头痛经年不愈，风入于脑，全蝎为首选药物，常与川芎、菊花、蔓荆子、僵蚕为伍，可平肝息风、通络止痛。久病必虚配黄芪；久病入络必瘀配红花；风火痰热上攻配半夏；头痛偏左为血虚，配当归；头痛偏右为气虚，配黄芪；

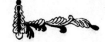

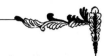

肝阳上亢配地龙，效果显著。

3. 风湿痹痛

全蝎性善走窜，长于治风，为祛风搜风、镇痉止痛之要药。凡治风湿痹痛具有良好的作用。常与黄芪、当归为伍，可扶正祛邪、益气通血脉、补气而实卫，功效甚佳。湿胜遍身痛著，配羌活、防己同用；寒胜肢寒冷痹，配桂枝、细辛，使血凝得以温通；在筋则屈伸不利，配红花、鸡血藤以通脉络；腰膝沉重，动作艰难，配防己、苍术、黄柏驱逐湿邪。药证合拍，无不奏效。

4. 偏枯（脑血栓后遗症）

常与补阳还五汤为伍，用于缺血性脑中风，为有效方剂。经云："营虚则不仁，卫虚则不用。"方内黄芪补气而实卫，气通则血活，气旺则血行；归、芍活血而和营，营卫调和，使肢体功能得以恢复，每加鸡血藤、丹参合用，相得益彰。口眼㖞斜配僵蚕、天麻多获功效。由于用量的不同，收效亦异，煎剂内服一般用 5~10g 为宜，常习用 7.5g 而收效。

话 柴 胡

有关柴胡功用，历代医家对"劫阴"之说观点不一。重温《本草经》曰："柴胡味苦平，主心腹肠胃中结气，饮食积聚，寒热邪气，推陈致新，久服轻身，明目益精。"

《本草纲目》载："除伤寒心下烦热，诸痰热结实，胸中邪逆（上焦心肺疾病）。五脏间游气，大肠停积水胀（肠系膜、腹膜、淋巴结疾病）……，消痰止咳（肝火犯肺）……，

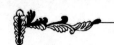

除虚劳，散肌热，去早晨潮热（结核热）……，妇人产前产后诸热，妇人热入血室，经水不调……，心下痞，胸胁痛（急、慢性肝、胆、胰疾病）。在脏主血，在经主气，以散诸经血结气聚，功与连翘同也"。综上所述，柴胡功能确切，证治清楚，句无虚言，是符合临床实际的（括弧内容为个人所加）。补中益气汤、逍遥散皆用柴胡，取其平和，皆非解表。提示：虚火上炎，气升者禁用。

通过长期临床验证，柴胡具有疏肝解郁（柴胡疏肝散、四逆散）、宣畅气血、祛郁调经（逍遥散）、通里达表、和解少阳（小柴胡汤）、通利三焦、推陈出新（大柴胡汤）的作用。柴胡确实是一味性平和缓的良药。柴胡又是大、小柴胡汤之主药，而大、小柴胡汤是治疗外感热性病及内伤发热最好的方剂。《本草纲目》载："盖热有在皮肤，在脏腑，在骨髓，非柴胡不可"，且能治疗邪热壅结之里热实证，实践证明柴胡功能卓著。

话"药对"

查老在几十年医疗实践中，创造出自己的独特用药规律。两药合用，称为"药对"。譬如古方中仲景之芍药甘草汤、东垣之当归补血汤、丹溪之二妙散等；又如当今用药中银花与连翘、二冬、棱莪之类，不一赘述。凡取其相似性能的药物配合而起到相辅相成之功效，称为药对，多验证有效，为临床所习用。"药对"在临床中组方得体，针对性强，为提高疗效起到了重要作用。

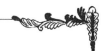

1. 大黄与黄芪配合

用于肾功能不全。大黄通腑泄浊，走而不守，具有"荡涤肠胃，推陈出新"之力，使肠道通畅，湿浊排除，浊脂得下、泄毒热、消积滞、行瘀血、降瘀浊，能入血分，专能止血、善清血中之积垢，使邪去则正安；使胃肠和，五脏安，肾阳振，肾气复则血脉周流，可使氮质血症明显好转，促进代谢产物的排出，转危为安。黄芪为补气扶正之要药，既能入气分，亦能入血分，可助肾摄纳精气而消除尿中蛋白。两药相配，攻补并用，促进机体之新陈代谢，使肾功能不全得以改善。

2. 人参与附子配合

用于慢性肾功能衰竭。精气被夺是肾脏疾病末期的最终结果。肾主水、司开阖，为胃之关。肾关得阳则开，从阴则阖，故取参附合用，有助于阳化气之功，司开阖，行升降之机能。人参补脾肺之气，助脾化湿；附子辛热，助阳散寒功擅力宏，上补心阳以通脉，下助肾阳益火源，使脾肾阳气衰败、阴寒内盛之证得以改善。

3. 大黄与附子配合

大黄与附子合用可通腑散寒，重在降浊，能使体内湿浊羁留之邪、久郁形成之水毒得以消除。常以黄芪、大黄、人参、附子四味联合应用，效果更佳，可使尿毒症之危候得以缓解改善，每多奏效。

4. 附子与白术配合

用于脾肾阳虚、湿浊凝聚、水湿内停所致尿少不利、肢体浮肿之水气病，常与茯苓同用，使脾阳得运、温化寒湿、温肾壮阳、助阳化气，使尿利肿消。附子具有温经散寒、回阳气、散阴寒、温补肾阳以益火、振奋心阳以通脉之功，是

通行十二经之要药。凡阴寒内盛所致的各种疾病，真阳不足，机能衰退，沉疴痼疾，阳气虚衰者，用之多验。症见：面色苍白，倦怠乏力，身寒足冷，精神萎靡不振，大便不实，小便清长，阳痿尿频，舌淡胖，苔白润，舌质淡，脉沉迟或微细。凡阳虚阴盛之里寒虚证皆可用之。白术既能补气健脾，又能燥湿利水，与附子同用，相得益彰。

5. 黄芪与附子配合

用于气虚阳衰、卫表不固所致的虚汗出、神疲倦怠。黄芪固表，附子固阳，卫阳得以外护，虚汗自敛。常与五味子合用，疗效更佳。黄芪甘温固表、温分肉、实腠理，无汗能发，有汗能止。阳虚自汗用之多效。

6. 附子与干姜配合

寒淫于内，治以甘热，姜、附大热之剂伸发阳气、表散寒邪、温胃散寒。用于虚寒腹痛、体寒不温、四肢厥冷及中焦虚寒之脘腹隐痛。具有扶阳止泄之功，能壮真火而逐虚寒，温中止痛力专，效果显著。

7. 赤芍与白芍配合

两药性能略同，但白芍以养血柔肝、缓中止痛功擅；赤芍以行血散瘀、和血止痛见长。白芍可敛阴和营、调血中之气；赤芍可行血散瘀、行血中之滞。白芍酸收为补，入气分；赤芍苦泄而收，入血分。两药一气一血，相须为用，调气血，和血脉。常与归、芎为伍，二芍微寒，归、芎辛温，寒温并用，注之于脉，贯通上下，可化瘀血、养新血、和血脉、行血痹、止心痛，活血化瘀之功效显著。多用于气滞血瘀、心脉痹阻之心胸痹痛，效果尤佳。具有扩张血管、改善心肌能量代谢、抑制血小板聚集、防止血栓形成、使血液畅通的作用，配加丹参、葛根改善微循环、增强心脏血流量，

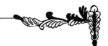

疗效更佳。

8. 珍珠母与远志配合

用于劳思太过、五志过极所致阴虚阳亢、心肾不交，症
见心烦不寐、心悸、惊恐不安、失眠等。珍珠母咸、寒，入
心、肝二经，介类潜阳功擅，滋阴清火、平肝定惊功著，与
远志为伍可宁心安神、祛痰开窍、益心气、交通心肾。人之
精与志藏于肾，肾精不足则志气衰，不能上通于心，故迷惑
善忘。远志味苦泄热，味辛散郁，能通肾气，上达于心，强
志益智。常用于心神不安、惊悸不宁、忧伤不乐之症，具有
定心气、强心志、止惊悸、安神志之效。常与龙齿同用，具
有镇惊宁神、平肝息风、安魂魄之功。使痰火散、心肝宁而
记忆力强。对心悸失眠、多梦烦躁者效果甚佳。阳不入阴是
失眠的主要病机，欲使阴阳协调，阳潜入阴，必须育阴潜
阳，达到镇志安眠的目的。神志得宁，心安则寐，三药联合
应用，使阴能敛阳、阳能入阴则不眠可愈。

9. 佩兰与苍术配合

用于糖尿病湿郁脾虚证。伤脾化湿，湿从内生，积湿
蕴热，脾热则口甜而诱发消渴，多伴有血脂增高，表现为
形盛气虚、中满腹胀、大便稀溏、神疲乏力、口干恶心、
舌胖苔腻或有齿痕、脉沉缓而细。高血糖及高脂血症用之
多验。

血糖乃水谷之精气也，精为气之本，气乃精之所化，精
气来源于脾。脾为胃行其精气津液，病在脾则令人口甘也。
若脾气虚，精微不化，统摄无力；肾气虚，肾不封藏，精不
秘固，气失摄纳，则精气外泄下流，随小溲排出（糖）而多
尿。脾气虚津液不能输于五脏而积留在脾。《素问·奇病论》
曰："故其气上溢，转为消渴，治之以兰，除陈气也"。具体

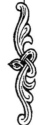

说明口甘是脾瘅（消渴）的主要表现，脾为胃行其精气，是其功能；津液不布，转为消渴，是其病机，明确指出消渴用药治之以兰，兰即佩兰也。

佩兰味辛气平芳香，入脾、胃二经，具有避秽祛湿、化湿化浊、醒脾和中、生津止渴之功，可除陈郁之气。凡湿邪内蕴、阻滞中焦所致脘痞不饥，脾经湿热所致口甘苔腻者，取效甚著。

苍术辛苦性平，入脾、胃经，具有燥脾湿、实脾土、敛脾精、除恶心、止呕逆、解诸郁、化湿健脾之功，祛上、中、下之湿，诸湿非此不能除，能升发胃中之阳气，有助脾之散精行津作用，功能尤著。

佩兰与苍术相须为用可化湿降浊、健脾行津，有利于高血糖之改善。湿得温则化，得阳则宣。从脾论治，意在除湿，效果尤良。胃浊呕逆可加芦根降逆止呕、宣化湿浊，尤为重要。

10. 红花与细辛配合

用于糖尿病并发周围神经炎。在消渴病变中始终存在血瘀表现，其成因甚多，如气虚无以行血则血滞；气滞阻遏血行则血瘀；痰阻脉络则血行不畅；阳气虚不能温运则寒凝血脉；久病入络，病久致瘀；老年多瘀，皆能致瘀，从而导致脉络失养，肢端麻痛，检查可出现血液流变学异常。依《素问·痹论》"病久入深，营卫之行涩"之理，当从血瘀论治，消除血瘀，促进血流畅通，恢复正常血行，使瘀滞不积，血脉通达，脉络得养，恢复肌肉神经功能，麻木可除，刺痛可解。

红花辛温，走而不守，行血功专，入心养血，使血活瘀行，能行血中之气滞及气中之血涩，利九窍，通血脉，行血

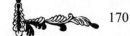

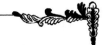

温经，止痛力宏。凡气滞血结，血瘀阻滞，脉络不畅，营卫不和，气血凝滞，上下内外诸痛皆可用之，为治血利气之要药。

细辛辛温透达，善行走窜，可疏通脉络、温经散寒、通络止痛、内宣经络、温散表里之邪，为通痹之要药。凡气、血、寒、湿闭阻经络、气血阻滞导致之肢体麻痛，用之功能卓著。

红花与细辛，一气一血，相使为用，辛能行散，温以通阳，使阳气通达，血流畅通，瘀滞可除，脉络得养，有利于改善微循环，体麻肢痛可解，效果甚佳。

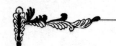

医　话

话养生之道

　　患者问养生：查老耄耋之年，年逾九十，耳目聪明、神思不乱、记忆尤强、眉发不脱、手不颤抖、底气充足、声音洪亮，有何绝招，示之一二顾闻。查老欣然答曰：一日三餐，粗细搭配；清茶常饮，烟酒忌讳；饭后散步，强化脾胃；早睡早起，精力充沛；强壮筋骨，晃腰捶背；清心寡欲，养精蓄锐；遇事不怒，有益心肺；闭目少憩，消除疲惫；手脑常动，不致颓废；持之以恒，可度百岁。本宗《内经》"精神内守，病安从来"之理，注重精神修养，是我健身之道。

谈用药之道

　　跟师偶兴随谈用药之道，贵在切病，药必对症，有的放矢。对初病邪实，正气未衰，利在速战，首先祛邪，邪去则正安。邪实热盛非大剂重剂不能克制。如通腑泻热之大承

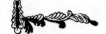

气、风寒两解之大青龙，一下一汗，取其剂量宜重，方能奏效。以及辛凉重剂白虎汤，阴虚液涸增液之类，一清一润，非重用不为功。但是，施用大剂重剂务须辨证精确，用之有据，不可滥投，安危立见，邪之不去，留之生变，当以除邪务尽。当久病正虚，应先扶正，用药力求和缓，不宜急切图功，滥投峻剂，妄伐无辜，遗留后患。扶正应取气味甘温性润和缓之剂，且应剂小量轻，如小健中汤，建立中气，体虚可复；小柴胡汤调和营卫，皆补益之剂，不宜辛燥苦寒，以免损伤胃气。或如辛凉轻剂桑菊饮，据上焦如羽，非轻不举，轻可去实，取其药少量轻，力不太过，中病即止，不伤正气。药量之轻重取决于证。掌握分寸，当重则重，当轻则轻，勿太过，勿不及。多量则损伤正气，药轻则不达病所。据证施方用药，慎重而精详，圆机而活法，应有独到见地。

诊余话"补"

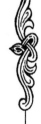

　　虚者补之，补之应有据；若盲目滥补，适得其反，贻害匪浅。人体是有机整体，内在阴阳平衡，气血调和，何病之有？无病勿须用补，即使是人参、鹿茸等高级珍贵补品，补之不当，矫枉过正，反而助阳生火，使脏腑功能亢盛，阴阳失调，导致发病之因也。

　　查老曾接待一位远途慕名而来的一女孩。由于父母钟爱，从6岁开始，经常服用一些保健品（产品包装没有"儿童慎用"字样）。由于长期服用，身体的增长超过常人，乳房增大，9岁时月经来潮，其父母始有所悟，惊慌失措，求

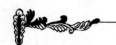

医问药，方知为滥用补药，超前早熟的结果。悲愤交集，悔之莫及，虽有扁鹊华佗再世，亦难挽回不良后果。

金元医家张子和说过："夫病非人身素有之物，或自外入，或由内生，皆邪气也，邪之中人，去之可也。"直截了当阐明凡是病邪务必驱除，邪之不去，岂能用补，愈补愈壅，邪无出路，关门留寇矣。《内经》记载："毒药攻邪，五谷为养，五果为助，五畜为益，五菜为充，气味合而服之，以补精气也。"明确告诫人们，凡是祛邪除病的药，均属有毒之品，对人体是有影响的；人的生命有赖于饮食，饮食是生命不可缺少的基本物质，只有丰富的营养食物（谷、果、肉、菜）才能起到补益精气、充养脏腑的作用，从而达到健体强身的目的。中医主张食补胜于药补，治病当用药攻。当前中老年人常见的多发病，如高脂血症、动脉硬化、心脑血管病、糖尿病等，多与营养过剩有关，而不是营养不足，不宜用补，否则有损无益。

中医用药讲究法度规范，虚证宜补，实证宜泻（祛邪除病），当补则补，当泄则泄，提倡合理用药，反对不识病源、不辨脉症、无原则的妄投补剂，害人匪浅，务必审慎从事，当引以为戒。

有关糖尿病防治需注意的几个问题

1.早期诊断，及时检查，积极治疗，有助于糖尿病患者控制血糖的稳定。平素有以下几种表现，可提示隐匿性糖尿病早期诊断。①饮食如常，但逐渐消瘦，体重下降者；②体

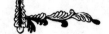

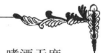

胖妇女，时发阴痒，反复发作者；③中年男性，嗜酒无度，性功能衰退者；④尿有异味，滴在地下粘鞋感，口中有甜味者；⑤中老年人患有心脑血管病、高脂血症、高黏滞血症者。具有上述表现，可考虑糖尿病倾向，应及时检查血糖。

2. 调节饮食是基本措施。宜食牛奶、瘦肉、海鲜、豆类及蔬菜。

3. 合理控制饮食。主张以副食为主、主食为辅。有利于血糖的稳定、持久，且能防止并发症。

4. 适当进行力所能及的活动，勿太过劳。适当的散步及脑力劳动可促进体质的恢复。

5. 注意精神调节，消除诱因，息嗔怒，远房帏，避免情绪波动，勿妄作劳，清心寡欲。

6. 控制高血压，降低血脂，改善血黏度，也是促进糖尿病恢复的有效方法。

7. 中医讲究忌口，严格限制糖的摄入，含糖量高的食物及各种水果对病有害无益，使病情加重，或愈而复发，应当注意。

8. 注重养生之道，健体强身，古有"饮食有节养其精，起居有常养其气，勿妄作劳养其神"，使精充气足神旺，"精神内守，病安从来"。

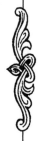

谈消渴用方心得

1. 实者泻之 黄连解毒汤用于三焦热盛所致口燥咽干及外阴炎、泌尿系感染，意在清热解毒，控制感染。

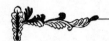

2. 热者清之 白虎加人参汤用于热淫于内、壮火食气、津液内烁所致大渴引饮、烦躁者，意在祛其亢盛之火。白虎祛邪阳，人参固正阳。

3. 虚者补之 气虚者，补之以甘，四君子汤益气助脾，意在使生化之源得复。生脉散补气益阴，意在使上源得滋以生水，用于热伤元气之气短倦怠、口渴多汗。

4. 损者益之 大补阴丸滋阴降火，用于阴虚火旺证，意在苦寒胜热，甘苦化阴。

5. 劳者温之 二仙汤温养苦泄、益阳和阴，意在以二仙助阳生阴，巴戟温补肝肾，知柏滋阴，当归养血，使肝肾得养，冲任气充，则阳虚自复。肾气丸补肾阳、滋肾阴，用于相火不足，虚羸少气，消渴小便多。阴得阳助而不衰，阳得阴济而不亢。

6. 燥者润之 增液汤甘寒，滋阴生津功著，意在养液复阴，增水行舟，滋阴以清热，用于营阴耗损、津液枯涸之证。麦门冬汤补中气、生津液，用于胃中津液干枯，虚火上炎。玉泉丸用于阳明内热，烦渴多饮，热伤津液者。根据不同脉症，选择两方配合，灵活增减运用。

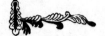

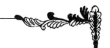

年

谱

1918年2月　出生于辽宁省新民市。

1932年12月　于沈阳市新民三区大民屯镇高小毕业。

1933年1月~1934年9月　受祖父业医的影响，立志学医，在家自学中医基础，背诵《药性赋》《汤头歌诀》等。

1934年10月~1942年　拜师奉天北关区吉庆堂老中医杨耀泰先生，学习中医。

1941年　于奉天第一期汉医讲习会结业。

1942年10月　经汉医考试合格。

1943年8月　获得行医"许可证"，坐堂行医于沈阳市小西关宝元堂药店（个体诊所）。

1948年5月　于沈阳市北关区吉庆堂诊所任中医师。

1951年12月　于沈阳市北市区查氏诊所行医。

1952年10月　于沈阳市中医进修学校第一期学习班毕业。

1954年　当选为沈阳市中医代表会议代表。

1955~1978 年　分别当选为沈阳市沈河区 1~5 届及第 8 届人大代表。

1956 年 3 月　任北市区中西医联合医院宝庆诊所所长。

1956 年 11 月　公私合营，任沈阳北市区中西医院祠堂街卫生所所长。

1956~1957 年　于辽宁省中医进修学校师资班学习并毕业。

1958 年　任沈阳市卫生局中医讲师团讲师，为"西学中班"讲课。

1959 年　调入沈阳市第三人民医院，任中医师。

1959 年　在"防麻"工作中被评为区先进工作者。

1960 年　在"双革"运动中被评为标兵。

1961 年 11 月　被任命为沈阳市第三人民医院中医科副主任。

1964 年　于辽宁省社会主义政治学校第十一期学习班结业。

1972 年 9 月　任沈阳医学院副教授。

1973 年　任沈阳市卫生局"主任级西学中班"教师。

1977 年　任沈阳空军医院"西学中班"、"药剂训练班"讲师。

1977~1983 年　分别任政协辽宁省第四届、第五届委员会委员，政协沈阳市第七届、第八届委员会委员及常委。

1977~1983 年　任《辽宁中医杂志》特邀编委。

1978~1980 年　分别任沈阳市中医学会、辽宁省中医学会理事及常务理事。

1978 年 11 月　出席辽宁省中医工作会议，并被大会评为中医工作先进个人。

1978～1986年　被沈阳市政府任命为沈阳市民族事务委员会第一届、第二届委员会委员。

1979年4月　调入沈阳市中医研究所，任研究室副主任。

1980年6月　出席沈阳市中医工作会议，被大会授予"先进个人"称号。

1980年12月　被任命为沈阳市中医研究所"中医理论研究室"副主任。

1980年　被中华医学会沈阳分会聘为科普工作委员会副主任委员。

1983年10月　任沈阳市中医药技术鉴定委员会主任委员。

1983年10月　被任命为沈阳市中医研究所"中医理论研究室"主任。

1984年　被沈阳市科学技术咨询服务中心聘为顾问；同年由于在祖国医学研究方面贡献突出，被载入"沈阳市志"第十七卷。

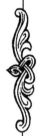

1984年～1986年　任沈阳市卫生局医学科学技术委员会第一、第二届顾问。

1986年　被沈阳市政府聘任为沈阳市卫生技术职务任职资格评审委员会委员。

1986年9月　被辽宁省卫生厅聘任为药品评审委员会第一、第二届委员。

1988年10月　调入辽宁省中医研究院，任中医主任医师。

1991年　任辽宁省中医高级职称晋升评审委员会委员。

1992年7月　经辽宁省人民政府批准离休，同年返聘回辽宁省中医研究院，任专家组专家。

1992年5月　任沈阳市中医专家临床研究会副会长。

1992年10月　获国务院颁发的政府特殊津贴及证书。

1994年　被国家人事部、卫生部、国家中医药管理局指定为全国老中医药专家学术经验继承工作指导老师，并发给证书。

1996年11月　被收入《世界传统医学大系》，评为当代世界传统医学人物，并获证书。

1997年　再次被国家人事部、卫生部、国家中医药管理局指定为全国老中医药专家学术经验继承工作指导老师，并发给证书。

2001年1月　被评为辽宁省中医研究院"先进工作者"。

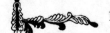